"600号"

照料者家庭训练营

主编　蔡　军　王彦凤

上海科学技术出版社

图书在版编目（CIP）数据

"600号"照料者家庭训练营 / 蔡军，王彦凤主编
. -- 上海 ： 上海科学技术出版社，2023.10（2024.12重印）
ISBN 978-7-5478-6266-7

Ⅰ．①6… Ⅱ．①蔡… ②王… Ⅲ．①精神障碍－康复
Ⅳ．①R749.09

中国国家版本馆CIP数据核字(2023)第135453号

"600号"照料者家庭训练营

主编　蔡　军　王彦凤

上海世纪出版(集团)有限公司
上 海 科 学 技 术 出 版 社　出版、发行
(上海市闵行区号景路 159 弄 A 座 9F－10F)
邮政编码 201101　　www. sstp. cn
常熟市华顺印刷有限公司印刷
开本 787×1092　1/16　印张 9.5
字数：145 千字
2023 年 10 月第 1 版　2024 年 12 月第 2 次印刷
ISBN 978－7－5478－6266－7/R・2807
定价：60.00 元

本书编委会

主 编

蔡 军　王彦凤

副主编

张伟波　薛莉莉

编 委

（以姓氏拼音排序）

何思源　刘彦丽　乔　颖　沈昶邑
谈　亦　解海霞　赵苗苗　朱　益

在上海,有一个医疗届的网红打卡点"600号",

全称是宛平南路600号,

即上海市精神卫生中心(徐汇院区)的地址。

不是每个上海人都去过,

但几乎所有人都拿这个地点开过自以为无伤大雅的玩笑,

其中,有调侃,有戏谑,更有关注和寻求。

这两年,"600号"不断火爆出圈

——600号月饼、600号咖啡、600号图书……

每一款的出现,总能掀起一波浪潮。

600号不断"去魅"的过程,

正是这个海纳百川的城市对心理健康观念的开放心态。

"600号"不再是一家单单服务于精神障碍患者的医院,

它已成为守护社会大众心理健康的"精神家园",

是一张独特的"城市名片"。

今天，"600号家庭训练营"

继"青春期训练营"首发之后，

又开启了新的"照料者训练营"。

这里将以心理或精神问题者的照料者为对象，

协助他们解决生活、医疗、社交中的困惑。

让他们看到自己的力量，

为自己赋能，

为家庭孕育新的生机，

也让社会更加包容、开放。

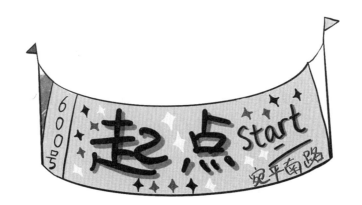

支持基金项目

上海市哲学社会科学规划青年课题(2020ESH001)
上海市"医苑新星"青年医学人才培养计划〔沪卫人事(2022)65号、(2021)99号〕
上海市人民政府决策咨询研究民政专项课题(2022‒Z‒Q02)

序

    如果说在大多数人的理解中,罹患精神障碍是一场历劫,那么我相信这场"劫"的受害者绝对不止步于患者。患者的家人或者"照料者"也早在患者发病时起,就与患者共同经历着这一历程,只是他们一直生活在患者身后这一"隐秘角落",我们没有很好地听到他们的"声音"。

    我国各类重性精神障碍的患病率近1%。大部分患者都是与照料者共同生活,且需要长期甚至终身的治疗和支持,因此每一位照料者都要承担相当大的照护负荷,可能是来自生理、生活或经济上的,也可能是心理上的,而且随着患者病情的变化,照料者也一直游走在起伏不定的状态中。漫长的照护本质上是一场对个人和家庭马拉松式的"耗竭",正常的工作、生活、娱乐休闲都会被迫放弃,甚至连患者的抱怨、对抗及其所遭受的歧视、排斥也会蔓延到他们身上。

    回归现实,真实的世界里也不是只有一位本书提及的人到老年、儿子变"怪"的"陆阿姨"。一群群"陆阿姨"们的种种困扰,不仅仅是"家事",更是"社会之事"。"陆阿姨"也不仅仅是书本中的人物,她可能就是我们的邻居、同事、朋友、亲戚,甚至我们自己。尽管有些"陆阿姨"把这种状态和处境视为命中注定和天然职责,但是他们的心理健康水平、疾病照料能力直接关乎着家庭能否正常维系、关乎着社会能否良性运行。因此,他们应当被关注、被倾听、被理解,应当得到更加系统、专业的外部力量支持来缓解这种"耗竭"。

    位于宛平南路600号的上海市精神卫生中心,一直被视为上海市民的"心灵家园",在抗击新冠疫情、处置重大危机事件、守护重点人群及疏导公众心理压力上努力前行。我们也一直鼓励、支持业内业外的人士从小事做起,寻找并看见这些"隐秘"的照料者,给他们力所能及的支持,让他们获得接纳、认可,得到一定程度上的喘息。而公众,则可以在关注、倾听、理解中,陪伴他们度过这种"耗竭",自身也从中获得掌控精神世界的能力。

本书的编委都是来自本领域资深的精神科医生、公卫医生及社会工作者。书中分别针对"陆阿姨"在疾病知识、药物管理、心理关怀、生活照料、社交沟通、风险应对及政策资源等方面的困扰,逐一有效回应,与其开展多元支持性的正向互动,具有较强的实操性。

我们深知:照料患者从来都不是一件易事,照料精神障碍患者尤甚,它既是专业的,也是艺术的。

我们深信:只有照料者获得力量,得到成长,患者才能得到正向的康复氛围,这个家庭才能更加有力量,并有希望坚定地迎向阳光。

我们坚信:这种力量来自你、我、他。

谢 斌

2023 年 7 月

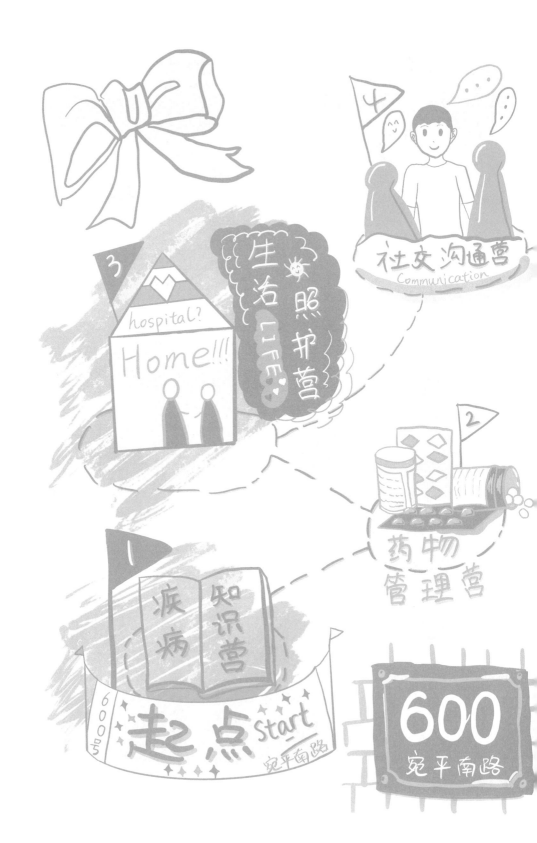

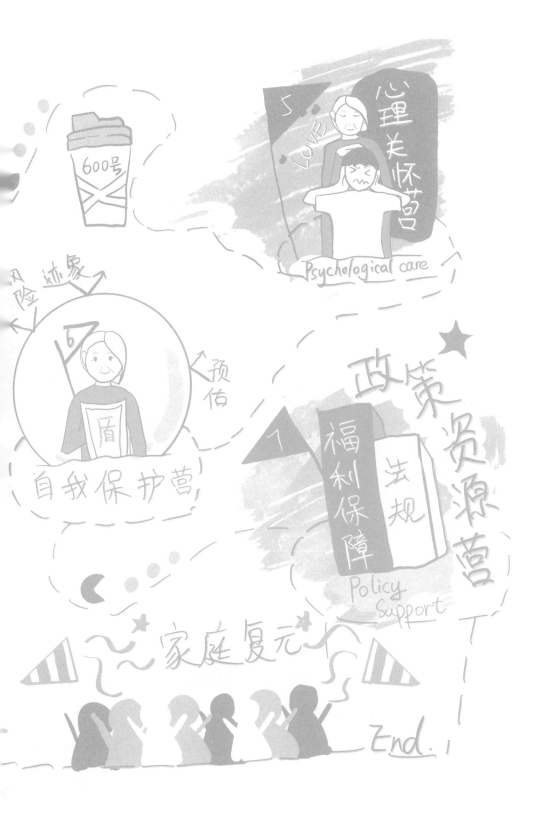

目　录

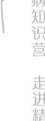

疾病知识营　走进精神障碍的世界　001

自测：
区分焦虑的性质
　　　　P007

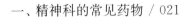

4 社交沟通营 学会更好地与他相处 051

5 心理关怀营 时刻都要懂得自我心理关怀 069

自我保护营 懂得自我保护才能更好地照护他 091

训练单:
病情急性发作时
的紧急应对方案
P107

自测：
免费药物申请 步骤
P121

政策资源营　加持元气满满的政策资源　109

疾病知识营　走进精神障碍的世界

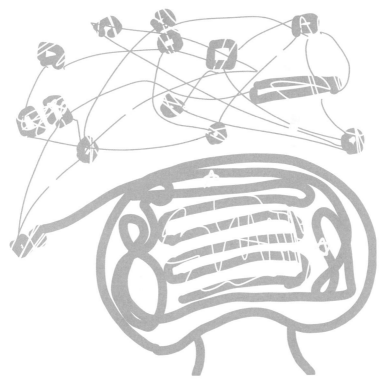

《与症状和平相处》
绘画者:籽茵(双相情感障碍亲历者)

　　我经历过大脑、生活都非常凌乱的阶段,这曾让我陷入深深的自我怀疑。现在的我能够更加平静地看待发作状态下的自己,慢慢学习与症状和平相处。

人生半程，儿子变"怪"

陆阿姨年近六十了，一向顺风顺水的她近半年来过得异常痛苦。因为半年来，她的儿子变得"怪里怪气"的，不仅不愿意跟家人沟通，还经常有些莫名其妙的想法和怪异的行为。他不想出门、自言自语、脾气暴躁、怀疑别人会"害"他，种种怪念头和怪举动甚至把自己的工作都"折腾"没了。陆阿姨十分苦恼，不知如何是好。居委会社工听闻后，建议陆阿姨带儿子到精神专科医院看一下。陆阿姨虽然内心很是抗拒，但最终还是决定去试试看。

在诊室里，陆阿姨的儿子被初步诊断为精神分裂症。

"儿子怎么会有精神障碍呢？""这个病要怎么治疗？""我们家人又可以做些什么呢？"……无数个问题争先恐后地在陆阿姨心中萦绕，令她悲伤、难过，也备感无助。

此时，一名工作人员走进诊室，轻轻拍了下陆阿姨的肩膀，说道："您好，我们这儿有个'600号家庭训练营'，这期的主题是'照料者'，非常适合您。您可以参加疾病知识、药物管理、生活照料、心理关怀、社交技巧、风险管理及政策资源七个营点，会有专业的训练师带您在这里进行系统化学习。您这七个营点学下来，相信您可以成为照料精神障碍者的家庭'专业人士'，到时候不仅自己游刃有余，说不定还有余力帮助别人呢。"

"这个营要怎么加入？我什么也不懂，可以加入吗？"陆阿姨迫不及待地问道。

训练师点点头，表示没有问题，训练营欢迎"小白"，所有的课程都是为没有基础知识的普通人设计。除了照料者，其他家人、朋友、亲戚，甚至有兴趣对精神世界作深入了解的"外人"，都可以参加。

接下来，就要进入第一个营点——"疾病知识营"了，开启神秘的精神之旅。

一、初识精神障碍

> 对于精神障碍，陆阿姨完全没有了解。她觉得人生不如意十之八九，谁都有不如意的时候，为什么有些人就会"想不开"，会严重到需要住院治疗呢？事实上，很多人都会有陆阿姨这样的想法，训练师首先会简要介绍一下有关精神障碍的疾病常识。

生活中，每个人都会碰到各式各样的困难和痛苦，有时候人们会产生一些精神健康问题，但有时候则会形成精神障碍。那么，究竟怎样的问题和痛苦感受可以称得上"精神障碍"呢？

简单来说，精神健康问题就是一系列可能影响人们的情绪、思维或行为，且不符合其文化观念或性格，并对其个人和家庭生活造成负面影响的问题。精神健康问题的严重程度不一，并非所有的精神健康问题都会达到精神障碍的程度，很多精神健康问题（如伤心、担忧、紧张或愤怒）通常是在人生旅程中所经历的精神痛苦，是人们对于生活事件的一种反应。

但是，有些精神健康问题可能会发展为精神障碍。精神障碍是相对严重的精神健康问题，表现为一组更为明确的症状，这些症状可以通过医学诊断的形式加以分类，精神障碍比精神痛苦持续的时间更长，且未必与生活事件有关，也未必可由生活事件所解释。

本书主要关注精神障碍。

根据 2019 年发表的全国精神障碍流行病学调查结果，我国 18 岁以上人口各种精神障碍终身患病率为 16.57%。据此估算，我国大概有 2.3 亿人罹患各种精神障碍。6 个人中就有 1 个人至少患有一种精神障碍。

在世界卫生组织（World Health Organization，WHO）对于精神健康问题的国际疾病分类（ICD-10）中，共包含 100 多种疾病。本书主要介绍常见精神障碍（如抑郁、焦虑）和严重精神障碍（如精神分裂症和双相情感障碍），对于其他类型的精神障碍在此不作过多介绍。

❶ 常见精神障碍

顾名思义,常见精神障碍就是最为常见的精神健康问题,它们占社区人群精神健康问题的一半以上。常见精神障碍通常包含焦虑障碍和抑郁障碍,也就是我们通常说的焦虑症和抑郁症。根据 2019 年的全国精神障碍流行病调查结果:抑郁障碍的终身患病率为 6.8%,焦虑障碍的终身患病率为 7.6%。

❷ 严重精神障碍

严重精神障碍的概念通常指精神分裂症、分裂情感性障碍、偏执性精神障碍、双相(情感)障碍、癫痫所致精神障碍、精神发育迟滞伴发精神障碍这六大类疾病。它是精神健康问题中较严重的类型,通常发现于青年时期(18～25 岁),表现为某些特定的行为和思维症状,像陆阿姨的儿子所得的精神分裂症就属于严重精神障碍的一种。

二、被"黑狗"纠缠,可能是抑郁了

《我有一条黑狗,它名叫抑郁》是由世界卫生组织拍摄的一部关于抑郁及如何与抑郁相处的心理短片,片中以第一人称"我"叙述故事的方式告诉大家:无论是谁,都可能被这条"抑郁黑狗"侵袭。

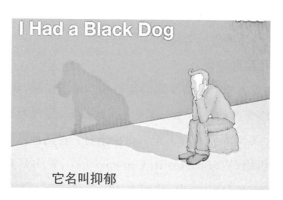

心理短片《我有一条黑狗,它名叫抑郁》

我有一条黑狗,它名叫抑郁,

黑狗一来,我就会感到空虚,生活百无聊赖。

它会无缘无故突然造访,

让我看起来,感觉起来都像个老人。

其他人都在享受生活,而我却只能和黑狗相伴。

我突然会无精打采,通常能让我快乐的活动也提不起我的精神。

它让我没有胃口。

它蚕食掉我的记忆力,让我无法集中注意力。

拖着这条黑狗,我就什么事都不想做,哪里也不想去。

黑狗使我消极地思考和言谈。

它让我喜怒无常,难以相处。

它夺走我的爱,埋葬我的亲密关系。

抑郁情绪,字面上的意思就是情绪低落、悲伤、烦躁或痛苦。几乎每个人在人生的某个时候都会经历这种情绪,可能因为失去亲人或朋友,可能因为内心失望或者受伤。对于大多数人来说,抑郁是短暂的,是对生活逆境的某种反应,表现为某种"精神痛苦"状态,对日常生活、工作、人际关系等尚未造成明显影响。

但是,当人们感觉持久的心情低落、思维迟缓、意志活动减退,对任何事都提不起兴趣,且这些情况超过2周,对生活的方方面面造成不同程度的影响时,则提示他可能患上了抑郁障碍。抑郁障碍是由生物、心理和社会多因素导致的,并不能全部简单归因于"想多了",勇敢、坦诚地面对这个疾病,并积极寻求专业帮助非常重要。

抑郁障碍的主要表现

情绪	躯体	认知	行为
悲伤; 痛苦; 兴趣丧失; 内疚自责; 暴躁易怒	疲乏无力; 浑身疼痛	思虑过多; 难以集中注意力; 对未来感到失望; 难以做决定; 觉得自己不如别人; 有自杀念头和计划	睡眠紊乱; 食欲不振; 性欲减退; 喜欢独处,不愿社交; 工作上出现问题或直接不再工作

建议照料者在与抑郁障碍的患者相处时,多了解相关知识,正确认识疾病。患者只是病了,不是"性格软弱",不是"经历挫折太少",不要单纯地让他们"想开点",不要一味地喊口号让他们"坚强"。

我们能做的是无条件地倾听和陪伴,这一点非常重要。也不要避讳和患者谈论病情,这可能会让他们更羞于表达、求助,要鼓励他们接受专业的帮助,尽早好起来。

他们不是"性格软弱",不是"经历挫折太少",不要单纯地让他们"想开点",不要一味地喊口号让他们"坚强"。

三、深陷紧张氛围中,可能焦虑在作祟

儿子生病后,陆阿姨可谓是操碎了心。她既要关心儿子是否按时吃药,又要为儿子安排一些日常生活,一天到晚几乎没有一刻闲着。

渐渐地,陆阿姨总是心里紧张不已,觉得有什么不好的事情要发生,但又说不出具体的担忧。训练师觉得陆阿姨似乎有些焦虑了。

焦虑是一种内心紧张不安,预感似乎将要发生某种不利情况而又难于应对的不愉快情绪体验。对于大多数人来说,焦虑是一种正常的情绪反应,不过是某种短暂的"痛苦"状态。例如,演员在登台前会感觉心脏"怦怦"直跳,学生临考时也会心跳加速。

适度的焦虑具有积极的意义,它可以充分地调动身体各脏器的功能,适度提高大脑的反应速度和警觉性。但焦虑如果持续存在(通常超过2周)并且对生活产生了影响,或是出现了严重的症状,那么就成了一种焦虑障碍,需要寻求规范化的治疗。在此,我们跟大家一起学习一下怎样区分正常焦虑和焦

虑障碍。

区分焦虑的性质

正常焦虑	病理性焦虑
非持续紧张,事件后即可缓解; 有充分现实依据,焦虑程度与事件严重程度相符; 偶有躯体焦虑症状,常不突出; 促使行动,有利于功能	持续的紧张不安; 无充分现实依据但感到即将遇到威胁、灾难或大难临头; 常伴有明显的、突出的躯体焦虑症状(心慌、出汗、胸闷、肌肉紧张); 妨碍行动,影响功能

焦虑障碍即病理性焦虑,包括多种类型,《国际疾病与相关健康问题统计分类》第 10 版(ICD-10)将焦虑障碍分为两大类:一类是恐怖性焦虑障碍,包括广场恐怖、社交恐怖、特定的(孤立的)恐怖;另一类是其他焦虑障碍,包括惊恐障碍、广泛性焦虑障碍、混合性焦虑和抑郁障碍等。此处主要介绍广泛性焦虑障碍和惊恐障碍。

焦虑障碍的主要表现

情绪	躯体	认知	行为
持续的紧张不安; 感到恐惧	心慌; 无法呼吸; 眩晕; 浑身颤抖	过分担心自己的健康; 觉得自己快要死去、失控或"发疯"	回避让自己害怕的环境; 反复寻求安慰却仍担忧; 睡眠欠佳

① 广泛性焦虑障碍

广泛性焦虑障碍的临床表现为对现实生活中的问题过分担忧,这种担忧与现实很不相称,使患者感到难以忍受。患者明知道这种担心没有必要,但又无法摆脱,如担心自己或亲戚生病或发生意外。患者同时还伴有自主神经功能亢进,运动性紧张和对于外界刺激的过分警惕。部分患者还会有一系列的躯体症状,如常常双眉紧锁、面部和肢体肌肉紧张、疼痛、抽动,经常感到头痛及颈肩背部疼痛,伴疲乏无力和难以放松,部分患者还会因一些躯体症状反复就诊,其症状可涉及身体各个系统,如上腹不适、吸气困难、尿频、肌肉疼痛等。

② 惊恐障碍

惊恐障碍是一类急性严重焦虑发作,患者在发作时常有明显的心血管和呼吸系统症状,如心悸、胸闷、气急等,使人感到恐慌,认为即将发生可怕的事情或自己即将死去。惊恐发作是因为患者在感到惊恐时呼吸频率会加快,从而导致血液中的化学成分发生变化,诱发躯体症状。

四、自言自语还自笑,是"分裂"了吗

陆阿姨知道儿子被确诊为精神分裂症后,很是着急和恐慌,一方面是想不通好好的儿子怎么会得这个病;另一方面是对精神分裂症一无所知,后悔自己没有早点发现儿子的异常。更害怕的是,她听说这个病治不好,就算这次治好以后还会复发。看着年轻的儿子,陆阿姨潸然泪下……

训练师安慰道:"精神分裂症只是众多精神障碍中的一种,只要能正确认识疾病、科学规范治疗,患者是有望回归日常生活的。只要客观地认识精神分裂症,我们就不会那样恐慌。"

① 精神分裂症的表现

精神分裂症是一组以思维和感知的歪曲为特征,并常伴有情感不协调或淡漠的严重精神障碍。患有精神分裂症的人可能会变得具有攻击性或沉默寡言。患者可能会词不达意、自言自语;可能会疑神疑鬼,觉得有什么异常的东西干扰了他们的思维;可能会出现幻觉,听见别人听不到的声音,看到别人看不到的事物;有些患者会不承认自己生病,拒绝就医或服药。

由于患者常常表现出怪异行为,所以较易受到歧视。部分患者的病情会转为慢性化病程,表现为思维贫乏、情感淡漠、意志缺乏,甚至损害患者的社交、家庭、工作功能,严重者可能影响生活自理能力,给家庭和社会带来明显

的影响。

精神分裂症的主要表现

认知	感知觉	情绪	行为
难以清晰思考；妄想(如认为自己被外在力量所操控)	听见有人议论自己，且通常是不好的言论；看见别人看不见的东西	对日常活动缺乏兴趣和动力；害怕被伤害；生气易怒	回避日常活动；焦躁不安，来回踱步；攻击行为；答非所问；自言自语；怪异行为(如囤积垃圾)；不注意自我照顾与个人卫生

② 如何识别精神分裂症的早期症状

在出现典型的精神分裂症症状前，患者常常出现不寻常的言行，精神分裂症的早期症状可以多种多样。

(1) 性格改变：变得孤僻冷漠、不与家人亲近、生活懒散、脾气暴躁及敏感等。

(2) 神经症样表现：容易抑郁、焦虑、烦躁等，有的喜欢穷思竭虑，思考一些空洞而毫无意义的问题，有的沉湎于幻想中，终日做"白日梦"，对周围事物不感兴趣。

(3) 怪异想法或行为：不适宜地追逐异性、不知羞耻、自语自笑、外出游荡、夜不归家等。

(4) 语言表达异常：交谈时感觉费力或内容难以理解，谈话内容重心不突出。

(5) 人格解体症状：患者可能会有一种非真实感，觉得周围环境或人"披上了一层膜"，自身好像处于一个不真实的空间中，或者感到身体不属于自己。

(6) 失眠或睡眠节律的变化。

具有上述早期症状的患者不一定会发展为精神分裂症，有的患者可能会终身保持不变。但是早诊断、早治疗对改善精神分裂症的预后很有帮助，所以患者身边的亲人、朋友虽无法作出精准诊断，但了解以上知识，可在发现患者有早期可疑症状时及时寻找专科医生帮助，以免耽误最佳治疗时机。

五、情绪忽高忽低，可能是双相情感障碍

通过在"训练营"的学习，陆阿姨渐渐掌握了不少疾病相关知识，同时也学到了不少新名词。这些新名词对初涉精神疾病世界的她，有时又造成了新的困扰。

比如最近，她看到了"双相情感障碍"这个疾病的介绍，越看越觉得情绪不稳定的儿子和这个病的描述如出一辙。难道儿子的诊断有问题？难道儿子不仅有精神分裂症，还有双相情感障碍？

训练师向陆阿姨解释道：双相情感障碍有独特的疾病表现。为了消除陆阿姨的困扰，下面就来了解一下双相情感障碍的基本知识。

双相情感障碍也称躁郁症，这种精神障碍与情绪的两个"极端"有关，也就是情绪"高涨"（或躁狂）和情绪"低落"（或抑郁）。双相情感障碍抑郁相的表现和抑郁障碍相似，躁狂相常见情感高涨、言语活动增多、精力充沛等。

双相情感障碍的临床表现复杂，在情绪低落或高涨反复、交替、不规则呈现的同时，常见焦虑、强迫和物质滥用，也可出现幻觉、妄想等精神病性症状。双相障碍常呈阵发性，也就是说，患者在发作间歇期会表现得完全正常。间歇期或长或短，间歇期社会功能相对恢复正常，但也可有社会功能损害；多次反复发作之后会出现发作频率加快、病情越发复杂等现象。

躁狂的主要表现

情绪	行为	认知	感知觉
自视甚高； 没来由地感到开心； 易怒	说话快且大声； 行为鲁莽（如性方面过度活跃、过度消费）； 无法放松或静坐； 睡眠减少； 想做许多事但一件也无法完成	认为自己有特殊能力或身份特别； 认为有人想害自己	听见别人听不见的声音，通常这些声音在告诉他自己非常伟大，能成就一番大事

双相情感障碍患者特别需要照料者和社会的支持和理解。在家庭或工作中，患者容易感觉被忽略或被抛弃，因此特别需要家人给予情感上的支持，多一些陪伴、支持和鼓励。

其中，非常重要的一件事是督促患者按时服药。此外，可以多学习双相情感障碍的知识，如认识躁狂及抑郁相的征兆，发现有一些零星的症状时，如明显话多了、睡眠不太好了、早上醒得特别早、食欲减退等，及时陪伴患者就诊。鼓励他坚持治疗，提醒他看医生的时间以及帮助他记录下服药的时间、剂量等；帮助他认识到酒精或毒品会导致病情更加严重；有时他会排斥你，记住这可能是病情的一部分，不要太沮丧。

部分双相情感障碍患者在发作时的症状，会与精神分裂症的症状有重合，比如出现幻觉和妄想，所以两者容易混淆。区分两种疾病的关键在于找到患者最突出、存在时间最长、最影响患者社会功能的症状。精神分裂症主要表现为思维障碍，而双相情感障碍的核心症状主要体现在情绪上。陆阿姨儿子的症状还是以思维问题为主，情绪不稳定只是一个伴随症状，更符合精神分裂症的特点。当然，部分患者确实处于两种疾病的模糊地带，需要精神科医生评估后再进行诊断。

六、人为什么会得精神障碍

儿子在接受正规治疗后，情况果然渐渐稳定了。陆阿姨稍微松了一口气，但一旦空下来，她又常常回想种种过往，试图弄清楚疾病发生的原因。

这样的思考一直没什么结果，陆阿姨只能反复自责："都怪我，如果当初我多关注他一些，没有用那样的态度对待他就好了……"

其实很多患者和照料者都会想知道疾病发生的原因，那训练师下面就跟大家讲一下"人为什么会得精神障碍"这一主题吧！

目前，精神障碍的致病原因复杂且尚不明确。但可以肯定的是，精神障碍是多种因素导致的结果，且可能患有同一种精神障碍的人病因也会有所不同。现代医学认为,精神障碍是大脑功能紊乱的结果。那么,又是什么原因引起大脑功能紊乱,导致精神障碍发生的呢? 不同类型的精神障碍发病原因也并不完全相同,尚需根据具体情况做具体的分析,片面地将其归结于"遗传""思想问题""脑子受了刺激""想不开"等,都是不妥当的。精神障碍的原因复杂而多样,以下几个方面是目前较为流行的理论,但需要注意的是,这些理论不是相互排斥的,而是在疾病的发生过程中共同发挥作用。

❶ 遗传因素

在诸多致病因素中,遗传因素是很多研究者关注的一个因素。精神障碍种类很多,但有些与遗传关系不大,如脑外伤、中毒和某些躯体疾病引起的精神障碍等;有些则有一定的遗传倾向,如精神分裂症、双相情感障碍等。并非所有具遗传倾向的精神障碍患者的子女都会患病,因为一个人会不会发病,还受到环境、心理等许多因素影响。所以,只能说某些精神障碍有一定的遗传倾向,而不能肯定说就是遗传性疾病。一般来说,血缘关系愈近,遗传因素的影响愈突出,但精神障碍更接近高血压、糖尿病等疾病的遗传方式,遗传因素和环境因素在疾病的发生中均起着重要作用。事实上,有很多研究和事实对遗传理论相对不利。例如,从 19 世纪到 20 世纪中期,欧洲和美国的大部分精神分裂症患者都被困在医院里,生育率非常低,但精神分裂症患病率并没有降低,这就提示精神分裂症显然不是我们寻常生活中所说的"遗传病"。目前,遗传学的理论中广泛认为:基因可能与其他因素一起增加了精神障碍的易感性,而不是直接引发精神障碍。因此,作为精神障碍患者及其照料者,不必过分担心遗传因素的影响,保持适度的关注,积极做好自身和家人的健康管理,是对于该问题较合适的回应。

❷ 家庭环境

家庭环境会影响人的价值观,影响人的动机与需求,最后影响人的人格发育与成长。而且人的心理健康状况受幼年家庭环境等诸多因素的影响,不良的家庭氛围及行为模式在患者成长过程中会起到潜移默化的示范或强化作用,使患者易感素质增强。也有研究发现,精神障碍的发病与幼年的创伤经历有关,而不良的家庭成长环境会增加孩子遭受心理创伤的风险。获得的家庭支持较少则易产生焦虑、抑郁等负面情绪，最后导致精神障碍的发病。但照料者需要注意的是，无需过分自责。某些父母在孩子发病后感到非常内疚，觉得自己对于孩子发展成为精神分裂症负有不可推卸的责任，以致没有信心去正面对待这一"危机"。事实上，精神障碍的病因至今还不清楚，其中家庭因素的致病作用是复杂而有争议的。但家庭成员由于疾病而彼此怪罪，从而导致家庭成员关系恶化的例子却屡见不鲜，这会使很多患病家庭的境况变得"雪上加霜"。没有完美的父母，人们或多或少都做过令人后悔的事情，但同样也应该知道，人们拥有能够复原的心灵。作为照料者，应合理看待家庭环境因素，避免陷入过度愧疚或彼此指责的境地，而要将家庭成员团结起来，共同面对精神障碍这种"不幸"或"苦难"，继续前行。

③ 生活中的压力事件

人生充满了各种压力事件，多数人会学着处理好这些事情，继续生活。但有时候，这些压力事件可能让人难以承受，从而导致精神痛苦，甚至对有些人来说，还会导致精神障碍。会引起巨大精神痛苦的事件包括但不限于：突如其来的或长期的失业、家人的分离或去世、经济压力（如负债）、孤独、不孕不育、婚姻纠纷以及遭受暴力。

④ 疾病因素

一些脑部疾病（如神经系统感染、艾滋病、头颅外伤和脑卒中）也会继发癫痫、痴呆等精神健康问题；某些其他系统的躯体疾病也会引起精神健康问题，如肾功能衰竭引起的肾性脑病会导致患者出现抑郁、躁狂、意识模糊等精神症状。

七、如何识别精神障碍复发的先兆症状

经过一段时间的学习，陆阿姨渐渐了解了很多精神障碍相关知识。但当她意识到很多时候即便做好日常护理及康复，精神障碍仍有可能"卷

土重来",陆阿姨觉得应该做些准备以度过"危机"。在这里,训练师会向大家介绍一些精神障碍复发的先兆症状。

精神障碍患者病情复发往往不会突然发生,通常在复发的数天、数周或数月之前会出现预警信号。照料者若能早期识别精神障碍复发的预警信号,或可减少甚至避免复发。虽然观察到的预警信号并不一定意味着精神障碍会马上发作,但是它们可以让家属知道患者当下的情绪或精神状态并没有那么好,提前行动,未雨绸缪。复发的预兆多种多样,但主要表现在于"变化",以精神分裂症为例,复发前可能会有以下几种具体迹象(但不限于这几种)。

① 自知力动摇

自知力动摇也是精神障碍复发的重要预兆。即原先已承认有病,能自觉服药的患者,一旦又不承认有病,甚至拒绝服药,就要高度警惕其疾病复发。

② 睡眠障碍

睡眠是精神障碍的"晴雨表",病情缓解时,患者睡眠一般都好。倘若无故出现睡不着觉,或是每夜早早醒来,或白天也过多地卧床不起,就需要注意其精神障碍有复发的可能。

③ 生活能力减退

当患者的个人生活能力发生突然变化时,应考虑到其精神障碍有可能复发。精神障碍复发前,有些患者变得生活懒散,不讲个人卫生,甚至连洗脸、换衣也要人催促,也有个别患者变得过度讲究,终日对镜妆扮,忙碌不停。

④ 工作或学习效率下降

不少患者在精神障碍复发前变得在工作或学习时心不在焉,注意力很难集中,成绩和效率也大不如前。

⑤ **社会适应障碍**

有些精神障碍开始有反复时,就显得对人冷淡,兴趣减少,甚至主动回避与外界的接触;也有的患者可能变得话多,对人过于热情。

⑥ **躯体不适**

部分患者发病前常主诉头昏、头痛、疲乏、倦怠、肢体酸痛、胃口不好等,但这些主诉常常变幻不定、模糊不清。

⑦ **出现片断性原来发病时的异常表现**

不少患者在精神障碍复发时,都会出现一些原来发病时的异常表现,如多疑、自语、独自发笑。这些异常表现往往是片断性的,不像发病期那样典型、固定。

八、在日常生活中如何预防复发

病情缓解后,陆阿姨的儿子回到了家中,平日在社区做些康复训练,各方面的能力也在逐渐恢复中。经过前期的学习,陆阿姨已经了解到一些需要注意的复发先兆,但这又使她时刻"警惕",特别担心儿子的病会复发。有没有办法预防这些糟糕的先兆出现呢?针对这类问题,训练师会向大家介绍一些专业知识,做好精神障碍的日常管理,降低复发风险。

精神障碍是一种高复发性疾病,且精神障碍每复发一次,后续治疗难度便会增加一些。高复发率会延长患者的治疗疗程,影响患者社会功能的恢复,带来更严重的后果,比如社会功能残疾,患者不得不离开校园或者工作岗位,进而对治疗失去信心,自暴自弃,形成恶性循环。因此,在与精神障碍的持久战斗中,预防复发势必成为我们重要的攻坚目标。既然精神障碍的复发在一定程度上是可预防、可控制的,那我们就在这里给大家提供一些预防复发的具体行动策略。

① 遵医嘱坚持服药

这是预防精神障碍复发的关键。照料者要妥善保管好患者的药物,严格遵医嘱按时、按量地叮嘱患者服药,不随便增减药物剂量,更不随意停药,特别是季节更替时。如果觉得每天服药太麻烦,可考虑向街道社区卫生服务中心申请使用长效药物治疗,经过相关评估后,部分患者可以一月使用一次或三月使用一次,甚至是半年一次药物注射治疗,可有效预防因停药、减药、不规律服药等造成的复发。

② 定期门诊复查

照料者可陪患者定期到精神卫生中心复查,医生可根据患者需求,并结合病情给予药物种类和剂量的调整,积极处理药物引起的不良反应,也可给予其他辅助治疗方法的专业建议。因为长期服药,所以定期复查肝肾功能、电解质、心电图也很重要。如有特殊情况可随时就诊。

③ 心理保健

应激也是患者病情反复的重要因素。面临应激时,要学会应对策略,需要时寻求家人及专业人士的帮助。患者对自身状况及工作能力也需要进行适当调整,避免压力过大。

④ 社会支持

鼓励患者积极参与社会活动,常与朋友联络,培养良好的兴趣与爱好。建立自己的支持系统(包含可靠的朋友、友善的邻居、居委干部、精神科医生、心理治疗师、社区医生和社工等专业人士),提前准备好电话等联系方式,有需要时及时求助。

⑤ 试着寻找适合患者的规律生活

协助患者合理安排他的生活、学习、工作、娱乐和休息时间。要劳逸结合,适当减少工作量,保证充足睡眠,按时起床,加强锻炼,适当承担家务劳动,定期安排外出购物、亲近大自然或参加其他娱乐活动。饮食以清淡为主,少吃或不吃辛辣刺激性食物,不喝酒、茶、咖啡或其他兴奋性饮料。

⑥ 适度运动

有时候患者会觉得自己缺乏动力,适度运动是一种很好的调节方法。在身体条件许可的情况下,进行慢跑、骑行、游泳、跳绳、做韵律操等,有助于缓解情绪,而且也有利于患者保持健康的体重。

可靠的朋友,友善的邻居、居委干部,值得信赖的精神科医生、心理治疗师、及时响应的社区医生和社工等,他们的支持非常重要。

药物管理营 了解精神科药物的小常识

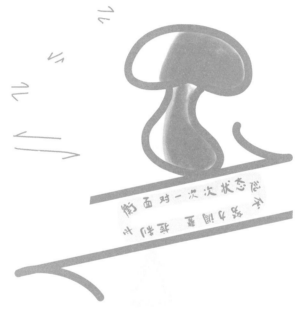

《平衡》
绘画者:籽菌(双相情感障碍亲历者)

在服用药物后的很长一段时间里,维持平衡都是我生活中最重要的事,要用全身的力气阻止可逆反应、遏制平衡向一端移动的趋势。我知道我的身心一直在波动、调整。也许有一天可以在安全区域内顺其自然,但现在还不行。

用药"小白"的担忧

在"训练营"的第一营中学完关于精神障碍疾病的基础知识后，陆阿姨开始慢慢认识到精神障碍并非不可治疗，而且知道了药物治疗在发病初期尤为重要。陆阿姨跟训练师道出了自己的担忧："训练师，您跟医生都说药物对精神问题的治疗非常重要，但是我真的是精神科药物'小白'，尤其是对于药物种类、有什么不良反应、儿子是否配合以及我们照料者应该做些什么等，这些问题都不懂。"她既担心药物的效果不好，又担心药物会让儿子越吃越傻，甚至想悄悄打听有没有快速见效、不用长期服用的"特效药"。儿子不肯吃药时，她更是束手无策。

训练师安慰道："您不用太担心，接下来的第二个营点就是'药物管理营'，我就带您在这里进一步了解常见精神科药物的种类、不良反应及不同情境下的照料者应对策略吧。"

一、精神科的常见药物

陆阿姨平时有点伤风感冒,就会自己买点药吃。大家估计也一样,对于常见的一些药物,都会有一定了解。但精神科药物非常特殊,一般人大多之前从未接触过。因此,我们先从有哪些常见的精神科药物说起。

精神药物可以改变患者的病态行为、思维或情绪。对于照料者来说,如果能了解一些药物的基本知识,将有利于协助患者遵医嘱服药、应对服药后出现的不适感,也有利于门诊时更准确地与医生交流服药相关问题。在此,训练师就介绍一下精神科常见的一些药物类型。

① 抗精神病药

主要用于治疗精神分裂症和其他有精神病性症状的精神障碍,比如幻觉、妄想等,可分为典型抗精神病药,包括氯丙嗪、舒必利、氟哌啶醇、奋乃静、三氟拉嗪、五氟利多等,及非典型抗精神病药,如奥氮平、齐拉西酮、利培酮、喹硫平、氯氮平、阿立哌唑和氨磺必利等。

② 抗抑郁药

用于治疗抑郁障碍的药物,能缓解抑郁情绪,同时对焦虑、恐惧、惊恐、强迫、疑病等都具有一定疗效,常用药物包括舍曲林、西酞普兰、氟西汀、帕罗西汀、氟伏沙明、文拉法辛、度洛西汀、安非他酮、曲唑酮、阿戈美拉汀等。

③ 抗焦虑药

用于消除或减轻紧张、焦虑、惊恐等情绪,主要包括苯二氮䓬类药物,如大家比较熟悉的氯硝西泮、阿普唑仑、劳拉西泮、奥沙西泮,以及 5 - HT 受体部分激动剂等。之前所说的抗抑郁药也有良好的抗焦虑作用。

④ **心境稳定剂**

也被称为抗躁狂药,主要用于治疗躁狂症、双相情感障碍等,包括碳酸锂、丙戊酸钠、卡马西平、拉莫三嗪等。此外,新一代的抗精神病药利培酮、阿立哌唑、奥氮平、喹硫平等,也可以用于躁狂或双相障碍的急性期治疗和维持期治疗。

⑤ **中枢神经兴奋药**

主要用于改善注意力,治疗儿童注意力缺陷、多动障碍、发作性睡病等,如哌甲酯、托莫西汀。

⑥ **改善认知药**

主要是指治疗痴呆患者认知症状的药物,用来改善或促进患者的认知功能或缓解认知功能的衰退,包括多奈哌齐、利斯的明、加兰他敏、石杉碱甲、美金刚等。

所有的精神药物都是处方药,要从正规的精神专科医院或综合医院获得,且有严格的适应证和使用方法,需在专科医生指导下合理用药。

二、精神科药物会有不良反应吗

一直听人说"是药三分毒",上面介绍了那么多精神科药物品种,是不是也有"毒"的呢?吃了这些药会有什么不舒服吗?如果出现不舒服,作为照料者又可以做些什么呢?特别是,坊间流传的精神科药物会"越吃越傻",我们该怎么看待这种说法呢?

精神障碍患者长期服药后,不可避免地会出现一些相关的不良反应,称之为药物不良反应。作为照料者,如果能了解和识别一些常见不良反应,就能及时应对或寻求专科医生的帮助,进而帮助患者减少不良反应对其的伤害,提高患者的服药依从性,降低复发风险。

❶ 锥体外系不良反应

主要表现为肌肉僵硬、动作减少或减慢、流口水、说话不清楚;有些急性症状可以表现为脖子歪斜、眼球上翻、咬紧牙关,同时伴有焦虑、烦躁及心率增快、出汗等症状,症状持续几分钟至几小时;还有些患者表现为双腿的一种强烈的不自主感,如躺着又想坐、坐着又想走、走着又想躺。

应对策略:照料者如果发现这些情况,可以及时向医生反馈,由医生开展专业治疗,一般使用一些药物,比如苯海索、东莨菪碱等,都能够改善症状。

❷ 过度镇静

常见表现为困倦、乏力、头晕,多见于服用氯丙嗪、氯氮平、奥氮平、喹硫平的患者,这类不良反应在治疗起始或者增加剂量时常见,几天或者几周后患者耐受后可消失。

应对策略:避免从事驾车、操纵机器或者高空作业,睡前服用药物可减轻白天的过度镇静,严重时应及时就诊咨询,遵医嘱减药或者换药。

❸ 心血管方面不良反应

常见为低血压和心动过速,也有发生心动过缓和心电图改变。低血压多发生于治疗初期,常在体位突然转换,如由卧位转为直立时发生,患者感到头晕、眼花、心慌,甚至晕厥。

应对策略:注意定期监测心电图,出现体位性低血压时,要立即让患者平卧、头低位卧床观察,检测一下血压。平时注意久蹲后不要突然起立,早晨起床动作应缓慢。

❹ 内分泌改变

多见于服用利培酮、氟哌啶醇、齐拉西酮患者,这些药物可导致催乳素分泌增高,表现为月经紊乱、闭经、溢乳和性功能改变,溢乳的情况不仅仅可能出现在女性患者中,有些男性患者也可能出现乳房增大和溢乳现象。

应对策略:尚无有效治疗方法,月经紊乱可以选用中药调整,必要时在医生指导下减药、换药。

⑤ 代谢综合征

长期使用抗精神病药物可发生不同程度的体重增加、血糖升高、血脂升高、腹型肥胖等,多见于服用氯丙嗪、氯氮平、奥氮平、喹硫平的患者。

应对策略:制定合理饮食、规律作息和运动锻炼计划,适当做家务;监测体重、腰围、血压、血糖、血脂等指标,如发现有异常变化,应尽早到内分泌科就医。

⑥ 胆碱能改变有关的不良反应

多见于服用典型抗精神病药的患者,表现为口干、便秘、看东西模糊、小便困难、意识不清等,特别是服用此类药物的老年人需要留意。

应对策略:口干、便秘等情况可以通过适当饮水、常吃富含膳食纤维的食物来改善;如果出现意识不清时,应该及时就诊,减量或停用目前的药物。

⑦ 肝脏损害

目前常用的抗精神病药物大多经过肝脏代谢,对肝脏功能可能有一定不良影响的风险,可能出现食欲减退、腹胀、肝区疼痛、肝功能检查发现转氨酶升高。不过这种肝功能异常大多情况下是短期的、可逆的,在停药后能够恢复正常。

应对策略:定期复查肝功能,合并保肝药物治疗。

⑧ 血液系统改变

血常规检查发现白细胞减少,或者是粒细胞缺乏或者白细胞突然降低,属严重不良反应,多见于服用氯氮平的患者。如果白细胞突然降低,有致命危险。

应对策略:治疗期间出现了任何的发热、感染现象,应该立即查白细胞计数,如果白细胞持续下降,应该停用相关抗精神病药物。

有些患者同时合并过度镇静和锥体外系不良反应,会表现得反应迟钝、表情呆滞,给人一种"吃傻"了的印象。这种情况大多数会随着治疗的进展而缓解,而且一旦停药也会逐渐消失。

三、若他长期服药,我该如何照料

听说这种药物需要吃很长时间,在这段时间里面,陆阿姨需要注意哪些方面,才能更好地照顾好患病的儿子呢?

大多数精神障碍都是慢性病,需要长期坚持服药才能有效控制病情和预防复发。在长期服药期间,应注意以下照料技巧。

① 管理和储备药物

妥善保管好药品,药品应放置在儿童可触及范围之外,避免阳光直射。同时,照料者还要及时掌握药品剩余量,一旦出现不足时,需要及时到门诊就诊或寻求社区精防医生的协助。

② 督促患者坚持服药

谨遵医嘱,按时按量服药,服药的种类、剂量及维持用药时间应听从医生意见,不可擅自改动。服用抗精神病药物很有讲究,多服和少服都有可能造成不良后果。有些患者经过治疗病情稳定了或因患者出现药物不良反应,照料者就擅自调整或让患者停服药物,这是被精神科医生明令禁止的行为。精神障碍的治疗不能随意草率,任何一次随意减服或停服药物都有可能导致疾病复发,只有长期坚持服药,才有可能真正控制病情、预防复发。

③ 关注患者身体状况

患者服药期间,身体健康状况可能会出现异常,如果照料者能及早发现,就可以及时处理,避免症状加重。比如睡眠是否有增多、入睡困难、多梦、早醒,饮食是否有拒食、食欲旺盛、食欲减退、恶心、呕吐,大小便的规律性是否有改变、是否有排尿困难、排尿不尽感,肢体活动有无手抖、双腿发颤、坐立不安,情绪有无莫名的低落、少语少动、兴趣减退,甚至悲观厌世、躁动不安,性功能是否有改变、月经是否规律等。

④ 定期体格检查

坚持服药的同时,我们建议定期体检,如有不良反应要及早处理,药物有时会引起不良反应,比如之前提到的各种身体不适,都可能与药物有关。因此,服药期间通常每1~2月就应到医院检查一次,以便及时、妥善地处理因服药而导致的躯体健康问题。

⑤ 注意合理饮食

服用精神科药物的患者不可饮酒,也尽量避免饮浓茶和咖啡,通常也不主张给患者服用各种补品,以免影响治疗效果。对于少数服药后吞咽困难的患者,应当给予软食;多食蔬菜、水果,少食辛辣刺激食品,对患者都是有益的。

⑥ 养成良好生活习惯

精神障碍患者受疾病症状或药物不良反应影响,以往规律的生活极易被打乱。在服药期间,照料者要协助患者养成良好生活习惯,如按时起居、合理饮食、规律睡眠,同时也要鼓励患者从事力所能及的家务劳动,维持社交圈,参加社会活动。

四、若他拒绝服药,我可以做什么

长期坚持服药是一件很困难的事情,有很多原因都会导致患者不能坚持服药。如果陆阿姨的儿子不肯服药,陆阿姨该怎么办呢?

研究表明,精神障碍患者病情稳定率与规律服药率呈正相关,患者服药依从性不佳与复发、住院、自杀风险升高显著相关。因此,提高精神障碍患者服药依从性,一直是服药护理中的核心任务。但现实中,很多患者因不承认有病或药物不良反应等多种原因而擅自减药、停药,进而引起病情波动,这是很多患者和照护者都会遇到的问题。因此,训练师建议:照料者可先了解患者不愿意规律服药的原因,之后有的放矢地采取一些有针对性的干预策略,以提高其服药依从性,才可能有效缓解病情。

① 因药物不良反应导致

患者服药过程中出现药物不良反应是常见的现象。常见的不良反应包括恶心、困倦、心慌、体重增加、口干、便秘,甚至排尿困难、流口水、坐立不安等。部分患者会由于担心或难以耐受药物不良反应而拒绝服药或减少药量。

应对技巧:及时前往专业医疗机构,与医生协商,找出妥善的处理方法。照料者可与患者一同向医生详细描述已经出现的药物不良反应,医生会详细评估患者的病情和需求,慎重选择治疗方案与药物,并给予相应的用药指导。

绝大部分的药物不良反应都可以通过专业处理得以改善,一部分不良反应仅在用药初期显现,随着治疗的进展会逐渐消失。有些不良反应是对服药的担心引发的躯体性焦虑,也有可能是确实需要进行减药或换药处理的问题。医生会想办法,也许增加药物剂量,反而会更好地控制症状,减轻不适;也许需要减量或换药;也许需要联合其他干预手段。总之,医生会帮助患者平衡疗效与不良反应,最大程度减少不良反应的发生。

② 因精神症状支配或自知力缺乏导致

有些患者一直觉得自己没病,认为家里人让自己吃所谓的"药"是在给自己下毒。这类患者在精神症状的支配下,不承认患病,明确且坚定地拒绝服药。当家里人催促其服药时,甚至可能会发生冲动攻击行为。还有一些患者经过治疗,精神症状消失,但自知力仍未恢复。他们无法认识到症状是精神障碍导致的,或不认为精神障碍靠药物治疗能够改善,因此还是不愿意服药。

应对技巧:自知力是患者对自身精神状态的认识能力,它是判断病情好坏、程度轻重的一个重要标志。在疾病恢复过程中,多数患者是精神症状消失在前,自知力恢复在后。因此,照料者自身要首先多学习、了解疾病相关知识,进而多与患者交谈,帮助其分析症状,促进自知力的恢复。其次,多寻求精防人员或社区工作人员的帮助,必要时前往医疗机构寻求医生的专业帮助。

③ 因患者自我照料能力欠佳导致

部分患者由于需服药物种类较多,可能漏服或超量服用;一些患者年龄较小,不具备管理药物的能力;有的老年患者由于躯体疾病或认知功能受损等因素,不能保证按时按量准确服药;部分患者患病后少语懒动,无法照顾自己;还有的患者活动异常增多,各种计划层出不穷,整日忙碌,无暇料理自己的生活和服药。

应对技巧:针对上述患者,应由照料者代为管理药物,按照医嘱定时督促患者服药,并观察患者服药后有无吐药等行为。随时检查药物剩余数量,也能及时发现患者少服或错服药的情况。目前还有多款治疗精神分裂症的长效治疗药物,也适用于服药依从性差的患者。当患者服药依从性逐渐改善,可以和患者共同制订服药计划,让患者参与到疾病管理中。通过设置提醒闹钟、采用药品分装盒等方式,避免漏服药物。

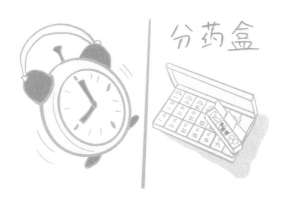

④ 因病耻感导致

有些患者觉得患精神障碍和服药是一件耻辱的事情。每次服药,仿佛都在提醒自己"你是个病人"。在病耻感的驱使下,有些患者藏药、漏服药、不服药;甚至有些病情稳定的患者,因为病耻感,逐步从躲着别人服药,到间断服药,再到停药,直至病情复发,再次住院。有些患者还认为"不吃药就代表没有病"。

应对技巧:照料者可增加对患者的心理支持,首先从消除自身的病耻感入手,明确精神障碍是可以治疗的疾病,并且治愈的希望非常大,帮助患者正确认识自身疾病,更好地接纳患病的自己,并为患者树立战胜疾病的信心,从而逐步提升其服药的主观意愿和依从性。

⑤ 对疾病和药物治疗认识不足导致

部分患者和照料者对疾病和药物治疗认识不足。他们在患者服药后感觉症状明显改善,认为病好了,当然该减药、停药了。他们并不知道遵医嘱规律服药的重要性,甚至不记得医生告诉过他们需要规律复诊、长期治疗。此外,有些患者在用药一段时间后效果不明显,因此缺乏治疗动机、对治疗丧失信心,也是服药依从性差的重要原因。

应对技巧:照料者应与患者共同遵医嘱规律复诊,长期治疗。同时,积极通过正规的医疗机构、社区卫生服务机构等获取疾病和药物的相关知识,并对患者进行耐心的解释和鼓励,引导其正确认识疾病和药物,提升服药依从性。

五、若他"藏药",我该怎么应对

有些时候,患者在照料者的反复叮嘱下,表面同意服药,但其实偷偷地把药藏起来,根本没有服药,这种情况会导致治疗没有效果。一旦出现"藏药"行为,陆阿姨又该怎么应对呢?

藏药是指患者在其服药时"暗度陈仓""瞒天过海",仅仅做出吃药的样子,但实际上根本没吃进去。藏药最常见的方式是假装喝水咽药,实际上将药片藏在舌下、腮部,再伺机吐掉;或者在仰头服药时,将药片夹在指缝中,没有送进嘴里。

应对藏药,照料者可以从以下几个方面入手。

1. 告知患者藏药的危害,比如会导致药物治疗效果差,因为血药浓度忽高忽低而更容易出现严重的不良反应等。

2. 照料者保管药物,监督患者服下。

3. 对于有藏药史的患者,在其服药后不要马上离开,要检查口腔、舌下、指缝等可能藏药的部位。

4. 通过观察服药后的反应来推断是否藏药,比如嗜睡、口干、便秘、手颤等,如果在药量不变的情况下,不良反应突然消失,患者就有可能未服药。

当然,照料者在应对藏药行为时,需要注意一些事项:对于主动服药的患者,不要干涉过多,以免患者产生厌烦情绪;在没有充分事实依据时,不能贸然说患者藏药,也不要训斥患者;及时向医生反馈,看是否可以采用长效药物治疗。应对藏药的原则是监督从严、说教从宽,让患者在宽松、温和的气氛中接受治疗。

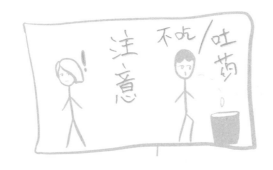

不要训斥、无端怀疑他，监督从严、说教从宽，让他在宽松、温和的气氛里做到坚持服药这件事。

六、药，吃到什么时候才能停

经过数月的治疗，陆阿姨儿子的病情已经得到基本控制，但是医生却没有让儿子停药，一直说"再吃一段时间吧"。陆阿姨心里也有点着急，到底什么时候才能停药呢？

精神障碍是高复发率疾病，而药物维持治疗对控制病情、降低复发率和降低再住院率有很大帮助。患者应定期规律门诊复查，按医嘱服药，改变治疗方案应与医生沟通，不可自行减药量或停药。维持用药的剂量因人而异，通常病情稳定的时间越长，维持剂量越小。

对于精神分裂症患者而言，药物治疗可分为急性期治疗、巩固期治疗、维持期治疗三个阶段，每个阶段都有不同的治疗目标和疗程。急性期治疗的目标是尽快缓解主要症状、预防自杀、防止冲动行为的发生，疗程至少6周；巩固期治疗的目的是防止症状波动、巩固疗效、促进社会功能的恢复以及预防药物不良反应的发生，疗程一般持续3～6个月；维持期治疗的目的是预防和延缓症状复发、改善患者的功能状态,疗程可根据患者的情况决定。如果是第一次发作,维持治疗期为1~2年;第二次发作的话,需要维持治疗2~5年;多次复发或治疗期间因为各种原因疗效欠佳的患者,维持治疗时间应更久。对有严重自杀企图、暴力行为和攻击行为病史的患者,维持期治疗应适当延长,甚至终身服药。总之,精神分裂症药物治疗的原则是一旦确诊为精神分裂症,尽早开始抗精神病药物治疗;急性发作病例,根据既往用药情况继续使用原来有效药物;以单一用药、足量足疗程为原则;定期评价疗效,调整治疗方案;及时处理药物不良反应。

对于抑郁症患者而言,目前倡导全病程治疗,包括急性期治疗、巩固期治疗和维持期治疗。急性期治疗非常关键,决定了患者疾病的结局和预后,其目标是控制症状,尽量达到临床治愈,疗程为8~12周;巩固期治疗原则上应继续使用急性期治疗有效的药物,并强调治疗方案、药物剂量、使用方法保持不变,疗程为4~9个月;维持治疗时间的研究尚不充分,一般倾向至少2年,多次复发(3次或以上)以及有明显残留症状者主张长期维持治疗。维持治疗结束后,病情稳定,可缓慢减药直至终止治疗,一旦发现有复发的早期征象,应迅速恢复原治疗。抑郁症的治疗目标首先是提高临床治愈率,最大限度减少病残率和自杀率,减少复发风险;其次是提高生存质量,恢复社会功能,达到稳定和真正意义的痊愈,而不仅是症状的消失;最后是预防复发。

七、抗精神病药物会成瘾吗

陆阿姨的儿子有一天忘记吃药了,结果感觉身体很不舒服,出汗、心慌,吃了药才好转。因此,陆阿姨开始担心:吃这种药是不是会上瘾啊?如果上瘾了,那该怎么办呢?

药物成瘾是指长期服用药物之后,患者心理和躯体上对药物产生依赖的一种状态。其中,心理依赖表现为患者吃药后会产生一种愉快满足或欣快的感觉,驱使患者为寻求这种感觉而"主动找药吃";躯体依赖表现为患者对药物的耐受性增加和戒断症状,耐受性增加就是使用原来的药物剂量达不到原来的治疗效果,往往需要加大剂量才行。比如原来吃1片药就管用,现在需要吃2片才见效;戒断症状指的是患者突然停药后出现的不适症状,包括打哈欠、睡眠障碍、焦虑、出汗、心慌等表现。

许多人担心长期使用抗精神病药物会成瘾,所以常常自行停药,导致疾病的复发,其实这种担心是不必要的。之前提到精神科药物主要分为抗精神病药、抗抑郁药、抗焦虑药、心境稳定剂、中枢神经兴奋药和改善认知药等,其中部分抗焦虑药和中枢神经兴奋药具有成瘾潜力,其他药物都不具有成瘾性,多年的临床经验证明,长期服用抗精神病药物不会出现依赖或成瘾。但因长期使用抗精神病药物对神经递质的调节作用,突然停药时会产生撤药反应,因此不建议突然停药,应缓慢减量。虽然,长期使用抗精神病药物不会出现依赖或成瘾,且长期服用抗精神病药物也是相对安全的,但精神科药物和其他科药物一样,都有不良反应,故需要定期检查血常规、肝功能、肾功能、血糖、血脂等指标。

抗精神病药物不会导致依赖或成瘾。

生活照护营　挖掘生活中的照护小锦囊

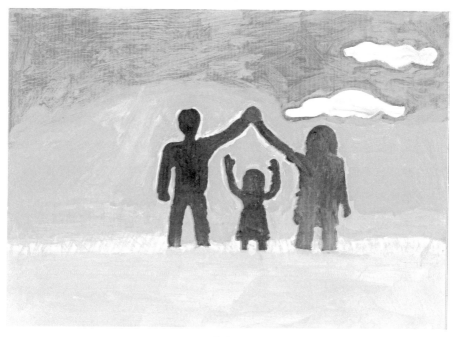

《安全屋》
绘画者:老陈(精神分裂症亲历者)

　　家,内心深处最柔软的地方,因为这里有我们最亲近的家人,每当我无助时,他们总是试图给我搭建一个"安全屋"。

给他一个安全周到的家

在掌握了疾病常识和药物管理的小技巧之后，陆阿姨还有一些生活上的烦恼。"儿子每天睁开眼，衣、食、住、行都需要我照顾，看病、吃药就更不用说了，我真是得寸步不离，事无巨细，时间久了我自己身体也慢慢吃不消了……"

训练师点了点头，说："您遇到的这些问题在精神障碍患者家庭中是十分常见的。一般来说，急性期的患者在经过系统住院治疗后症状缓解，出院后的生活、治疗和康复大多数时间都需要家人的关怀、参与和支持，这也是患者坚不可摧的后盾。您对孩子良好的照顾和护理对他的康复至关重要。"

听到训练师的肯定，陆阿姨满怀感激："看来我的辛苦还是有价值、有意义的。我特别希望能通过我的照顾，帮助孩子慢慢康复、提高生活质量。但是我在照顾孩子的时候又常常手忙脚乱、不知所措。有没有什么好方法、小技巧能让我稍微轻松一点？"

于是，训练师把陆阿姨带到了"生活照料营"。在这里，陆阿姨将会了解居家环境、饮食、睡眠作息、健康管理及家务安排等事关生活照料的小技巧。

一、营造适宜的居住环境

儿子刚出院不久,陆阿姨想尽可能给儿子布置一个温馨、适宜、安全的居住环境,这其中有哪些要注意的方面呢?训练师微笑着打开了第一个小锦囊。

① 提供患者熟悉的居住环境

如果患者长时间住院,出院后亦应对居住环境不做太大的调整,尽量保持住院前的布局。

② 做好居室环境卫生

经常打开门窗,保持空气洁净、新鲜;居室要勤打扫,防止灰尘污染;厨房要使用排油烟机,厕所要安装排风扇;不要在室内吸烟。

③ 保持室内布局简洁、温馨

可在室内摆放绿植、鲜花,温馨的照片、画作,患者喜欢的书籍或小摆件等,营造安静祥和的环境,帮助患者身心放松。

④ 尽量不放置危险性的物品

尽量避免刀、剪子等尖锐物品和农药、硫酸等有毒、有害物品,注意家具、大功率电器等的摆放,避免患者因一时冲动出现伤害自己或家人的行为。

⑤ 提供必要的电子类产品

根据患者的实际情况,适当提供手机、电脑等必要的电子类产品,便于患者及时了解外界信息,保持与外界的联络,并进行必要的学习和训练等。

二、用心备好一日三餐

所谓民以食为天,良好的饮食对身心健康至关重要,因此陆阿姨十分关心儿子的一日三餐。如何帮助儿子做到合理膳食、养成良好的饮食习惯? 那么就让我们一起来看一下训练师的小锦囊中有哪些饮食照护的小要点吧。

1. 督促或鼓励患者规律进食,三餐定时、定量,避免暴饮暴食。
2. 三餐荤素搭配、果蔬均衡、营养丰富,适量饮水,避免单一或高能量饮食。
3. 忌辛辣,禁酒,禁茶(影响有些药物的药效),少抽烟(最好不抽)。

中国居民平衡膳食宝塔(2022)
Chinese Food Guide Pagoda(2022)

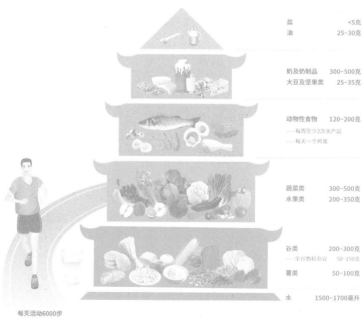

盐	<5克
油	25~30克
奶及奶制品	300~500克
大豆及坚果类	25~35克
动物性食物	120~200克
——每周至少2次水产品	
——每天一个鸡蛋	
蔬菜类	300~500克
水果类	200~350克
谷类	200~300克
——全谷物和杂豆	50~150克
薯类	50~100克
水	1500~1700毫升

每天活动6000步

中国营养学会推荐中国居民平衡膳食宝塔和餐盘(2022 年版)

4. 对拒食者要了解原因、耐心劝说或者由照料者喂食（如被害妄想症的患者不肯吃，照料者可先尝一点给他看，消除其顾虑），必要时及时送医。

5. 药物反应引起的吞咽困难者及老年患者，进食应缓慢，食物以质软易消化、不带骨头、不带刺的食物为主，以免发生窒息、梗阻。

6. 对兴奋躁动的患者，应引导其在安静时单独进食。

7. 宜为患者选用塑料、不锈钢等不易摔碎的食具。

三、找回被"偷走"的睡眠

良好的睡眠有助于消除疲劳、病情康复。陆阿姨的儿子有时会出现睡不着觉或早醒等睡眠质量差的情况，这也常常伴随着他病情的波动或恶化，因此陆阿姨十分在意儿子的睡眠情况。如何帮助儿子建立良好的睡眠习惯、提高睡眠质量？那么就请训练师分享一些助眠的小技巧吧。

1. 为患者制定作息时间表，督促患者规律作息，避免白天长时间卧床或睡眠。

2. 制定合理的生活计划，如增加户外活动，根据其体能特点适度进行体育锻炼。

3. 创造良好的睡眠环境，安静、整洁、空气新鲜，避免强光刺激。

4. 睡前要避免剧烈活动或不良刺激：如饮浓茶、咖啡等令人兴奋的饮品，看恐怖的影片、图书等。

良好的饮食习惯与睡眠质量对每个人的身心健康非常重要。

推荐每日作息时间表

06:00—07:00	起床,喝一杯温开水,整理内务
07:00—07:30	洗漱,准备早饭
07:30—08:00	吃早饭(注意营养丰富、全面)
08:00—09:00	放松或娱乐活动(避免剧烈运动)
09:00—10:00	做有一定难度的事情(学习新东西或做运动等)
10:00—10:30	放松、拉伸、做体操等,让身体和眼睛舒缓一下,吃点水果
10:30—11:00	继续做有一定难度的事情
11:00—12:30	准备午饭,吃午饭(要吃饱,荤素搭配,但不要太油腻)
12:30—13:00	做一点家务,放松
13:00—14:00	午睡(20～40分钟即可,时间过长会影响下午的状态和晚上的睡眠;晚上睡眠不好的人可不午睡)
14:00—16:00	做有兴趣的事情
16:00—16:30	放松,吃点水果、酸奶或小饼干
16:30—18:30	准备晚饭,吃晚饭(七八分饱)
18:30—20:00	做家务,散步,慢跑等
20:00—21:30	放松,看书,看电视,刷手机等
21:30—22:00	洗漱,洗澡
22:00	上床睡觉

注意:该作息表供参考,可结合患者自身情况做调整,尤其要根据患者的需要安排每日服药时间。

四、教他做好个人形象与健康管理

　　陆阿姨对儿子的照顾事无巨细,连儿子的个人清洁卫生都尽可能代劳。但是,儿子出现了发胖、体重超重的情况,形象不好让他越来越封闭自己。

　　训练师说:"帮助患者做好个人卫生以及体重控制等健康管理,保持良好的形象、气质,有助于增强患者的自尊和自我价值感,也有益于患者的身心健康。"训练师告诉陆阿姨一些教儿子管理个人形象和自身健康的小技巧。

① 训练患者做好个人形象管理

对患者开展个人卫生和形象管理训练,包括要求患者定时起床;自觉做好个人洗漱(刷牙、洗脸、洗脚、洗澡),做到头发整齐、面容干净,定期修剪指甲,男性患者定期刮胡子;饭前便后洗手,不随地吐痰;着装整洁、得体;及时更换个人衣物、床单、被罩等。

② 帮助患者监测体重

在开始服用抗精神病药物前,帮助患者主动监测目前的体重、腰围,以及血糖、血脂、血压等代谢指标,跟医生汇报有无肥胖、心脑血管等代谢疾病的家族史,这样医生在制定方案时能尽可能考虑到体重增加给患者可能带来的风险。在服药期间,要继续定期监测上述各项指标,及时、准确了解患者身体发生的变化,尽早作出干预。可以通过体重指数(Body mass index,BMI)来判断患者的体重情况。

体重指数 BMI 的计算和判断

$$BMI = 体重(千克) / 身高(米)^2$$

<18.5	偏瘦
18.5~23.9	正常
24.0~27.9	超重
>27.9	肥胖

---

③ 帮助患者调整饮食

帮助患者养成良好的、健康的饮食习惯,保证每日三餐规律进食,控制进食量,调整饮食结构,按照饮食照护的要点做好饮食的管理。对于已经出现体重明显增加的患者,注意早餐要吃好;午餐可以丰盛一些,但不要暴饮暴食,以吃八分饱为宜;晚餐不建议吃得过多,以六分饱为宜,同时进餐时间不要太晚,一般在入睡前4小时内不要进餐。同时,少吃肉类,少吃主食,主食尽量选择粗粮,少吃细粮;多吃膳食纤维丰富的蔬菜;餐前可以吃点水果,或者喝点水或清汤,增加饱腹感,从而减少进食量;饮料可以喝些绿茶、矿泉水、脱脂的酸奶等。尽可能减少进食高能量的食物,避免摄入能量过多。

④ 帮助患者加强运动

运动是控制体重、维持身体健康非常有效的方法。照料者可帮助患者合理制定运动计划,并督促患者持之以恒,尽可能做到每次持续地有氧运动30分钟以上,每周至少运动3天,才能够达到减少体重的目的。推荐有氧运动包括:慢跑、跳绳、游泳、骑自行车、快走、羽毛球、跳舞等。

⑤ 调整治疗方案

对于体重增加明显的患者,在保持病情稳定的前提下,照料者可以和医生协商治疗方案,尝试换成对体重影响较小的抗精神病药物,或者是联合使用一些其他药物来协助管理体重。

⑥ 训练患者自主服药

训练患者自主服药是帮助其做好自身健康管理的重要内容。照料者对患者的服药行为训练应按照患者自主服药程度的不同,分级进行训练。训练共分五级,每级训练时间约为两周,达到目的后可进行下一级训练,如服药过程或精神状态出现问题,则降回上一级重新训练。

自主服药训练

训练等级	训练目标	训练要点
第一级	使患者认识药物,掌握自己每次服药剂量	药物由照料者管理;照料者摆好药物后让患者服药;照料者在患者服药时教授药物的名称、剂量、形状等
第二级	使患者养成按时服药的习惯	药物由照料者管理,照料者摆好药物后,患者按指定的时间在照料者面前服药

续 表

训练等级	训练目标	训 练 要 点
第三级	使患者学会药物的自我管理	药物由照料者管理,患者在照料者帮助下自己摆药,并按指定的时间在照料者面前服药
第四级	使患者学会自主服药	药物存放在照料者指定的个人药柜内,患者定时取药,无需在照料者面前服药
第五级	使患者养成药物自我管理的习惯	药物由患者自行保管在所属储物柜内,自行定时服药,无需照料者督促

五、鼓励他参与家庭事务

在照顾儿子的过程中,陆阿姨越来越体会到应该让儿子掌握独立生活技能,参与家庭事务管理,不能只关注"我是个病人"的角色。训练师告诉陆阿姨:"对患者的生活技能训练是一个长期的过程,要按照循序渐进、持之以恒的原则,照料者不仅要教授患者相应的技能,更要引导患者自觉遵守训练计划,提升其自我管理能力。"接着,训练师为陆阿姨打开了生活技能训练小锦囊。

① 家务劳动能力训练

对患者的家务劳动能力训练,要遵循由易到难的原则,首先从扫地、擦桌椅、摆碗筷、洗碗等简单的家务劳动开始,到整理内务、家居收纳、洗菜、洗晒衣物,再到做饭、炒菜、花木维护等稍显复杂的家务劳动。并且,通过敦促患者从事家务劳动,不断提高其生活技能,同时也提升患者在家庭生活中的参与感和融入度。

② 家庭管理能力训练

在患者掌握了一般的家务劳动技能后,照料者可以根据患者的兴趣爱好、智力水平和实际能力,教授患者管理财务、购买物品、使用交通工具、落实生活计划、应对各种生活实际问题等较为高级的家庭事务管理技能。通过训练，帮助患者更多地参与家庭事务，树立家庭主人翁的意识，不断提升其家庭责任感和综合能力，为进一步融入社会奠定基础。

③ 人际交往能力训练

人际交往能力是患者参与家庭事务进而融入社会的必备技能。照料者对患者的人际交往能力训练需要从简单的社交训练开始，如基本口语、问候语、打招呼、称呼、打电话、临别送行、端茶倒水、礼貌用语、基本社交礼仪等；逐渐过渡到如何与别人交谈、倾听别人说话、向他人寻求帮助、给予他人帮助、谢绝他人的请求、进行自我表达、情感交流、交友、参与社会活动等。照料者可以通过示范，让患者模仿，要经常陪伴患者一起外出购物、看电影、逛公园、郊游，不定时带患者探亲访友，还可以有意安排亲属来家里做客，让患者负责接待等。通过训练，帮助患者更多地参与到家庭、社区和社会生活中来，提升其社会融入能力。

六、发展兴趣爱好，给生活增色

除了教给儿子前述各种技能外，陆阿姨还想帮儿子培养一些兴趣爱好，让他的生活丰富、心情愉快。

训练师非常赞同陆阿姨的想法："休闲娱乐是情感和心理健康的必需品，有助于维持患者情绪稳定。同时，发展兴趣爱好也有助于患者接触更多的人，有助于提升他的社会适应能力。"

陆阿姨非常期待地打开了训练师帮助患者发展兴趣爱好的小锦囊。

照料者可根据患者的兴趣爱好和生活习惯，引导、协助患者做好日常的休闲娱乐生活安排，如手工编织、拼图、读书、看报、下棋、看电视、看电影、听音乐、唱歌、跳舞、绘画、烘焙、烹饪、运动（散步、打球、游泳、跳保健操等）、与好友聚会、旅游等。

照料者可以陪伴患者一起做这些娱乐休闲活动,调动患者主动参与的意识,分散病态思维。在帮助患者发展兴趣爱好的时候,照料者不仅要用语言指导,还要手把手地帮忙完成,并且要持之以恒指导患者,直到患者自己能够独立完成为止。也可以让患者参加针对特定人群的培训班、兴趣班、俱乐部等。

在患者发展兴趣爱好的过程中,照料者要及时给予表扬、鼓励和奖励;在训练过程中,要强化正确行为,矫正缺陷行为与错误行为。如果患者做得正确,就及时给予奖励,比如满足他的一些简单愿望——逛街、到公园赏花等。等到合适的行为建立起来之后,这些奖励就要慢慢撤除。如果患者做得不正确,也应当适时帮助纠正,也可适当惩罚(比如把过去的奖品收回)。

休闲娱乐活动安排表

执行人:_____   日期:_____年__月__日至_____年__月__日

活动类型	星期一	星期二	星期三	星期四	星期五	星期六	星期日
手工类	□手工编织 □拼图 □十字绣 □其他	□手工编织 □拼图 □十字绣 □其他	□手工编织 □拼图 □十字绣 □其他	□手工编织 □拼图 □十字绣 □其他	□手工编织 □拼图 □十字绣 □其他	□手工编织 □拼图 □十字绣 □其他	□手工编织 □拼图 □十字绣 □其他
益智类	□看报 □读书 □听书 □下棋 □其他	□看报 □读书 □听书 □下棋 □其他	□看报 □读书 □听书 □下棋 □其他	□看报 □读书 □听书 □下棋 □其他	□看报 □读书 □听书 □下棋 □其他	□看报 □读书 □听书 □下棋 □其他	□看报 □读书 □听书 □下棋 □其他
艺术类	□听音乐 □唱歌 □跳舞 □绘画 □其他	□听音乐 □唱歌 □跳舞 □绘画 □其他	□听音乐 □唱歌 □跳舞 □绘画 □其他	□听音乐 □唱歌 □跳舞 □绘画 □其他	□听音乐 □唱歌 □跳舞 □绘画 □其他	□听音乐 □唱歌 □跳舞 □绘画 □其他	□听音乐 □唱歌 □跳舞 □绘画 □其他

续 表

活动类型	星期一	星期二	星期三	星期四	星期五	星期六	星期日
运动类	□散步 □打球 □游泳 □跳保健操 □其他	□散步 □打球 □游泳 □跳保健操 □其他	□散步 □打球 □游泳 □跳保健操 □其他	□散步 □打球 □游泳 □跳保健操 □其他	□散步 □打球 □游泳 □跳保健操 □其他	□散步 □打球 □游泳 □跳保健操 □其他	□散步 □打球 □游泳 □跳保健操 □其他
视听类	□看电视 □看电影 □看短视频 □其他___	□看电视 □看电影 □看短视频 □其他___	□看电视 □看电影 □看短视频 □其他___	□看电视 □看电影 □看短视频 □其他___	□看电视 □看电影 □看短视频 □其他___	□看电视 □看电影 □看短视频 □其他___	□看电视 □看电影 □看短视频 □其他___
烹饪类	□烘焙 □烹饪 □泡茶/咖啡 □其他___	□烘焙 □烹饪 □泡茶/咖啡 □其他___	□烘焙 □烹饪 □泡茶/咖啡 □其他___	□烘焙 □烹饪 □泡茶/咖啡 □其他___	□烘焙 □烹饪 □泡茶/咖啡 □其他___	□烘焙 □烹饪 □泡茶/咖啡 □其他___	□烘焙 □烹饪 □泡茶/咖啡 □其他___
其他类	□好友聚会 □旅游 □其他___	□好友聚会 □旅游 □其他___	□好友聚会 □旅游 □其他___	□好友聚会 □旅游 □其他___	□好友聚会 □旅游 □其他___	□好友聚会 □旅游 □其他___	□好友聚会 □旅游 □其他___

注：请根据自己的兴趣爱好，在实际执行的休闲娱乐活动项目前的方框中打√。

七、居家意外伤害的处理

陆阿姨还有一个烦恼：前段时间儿子在家倒开水时不小心烫伤了手，因为没及时处理，起了很大的水疱，过了很多天才康复，其间生活起居都不方便。陆阿姨很想学习一些家庭急救处理的知识。训练师又打开了处理患者常见居家意外伤害的小锦囊。

① 皮肤烫伤、烧伤的急救处理

尽快脱去或剪开被热液浸透或着火的衣服。烫（烧）伤面积不大时,应立即将受伤部位浸泡在冷水或自来水中,也可用湿冷毛巾敷患处,一直到疼痛减缓为止,可有效止痛、减轻和防止起疱;随后可在伤处涂上烫伤药膏;如果出现水疱,不要把水疱挑破,以免发生感染;如水疱已经被擦破,也不要将疱皮撕去,可用消毒纱布或干净软布敷盖伤处后送医院治疗;重症烫伤或烧伤者,应尽快送往医院救治。

② 触电急救处理

迅速切断电源。无法找到电闸时,可用干燥绝缘棒、竹竿等挑开电线;迅速检查触电者的呼吸、心跳情况,就地抢救,及时进行人工呼吸和胸外心脏按压;在不中断抢救的前提下,立即拨打"120",送往医院急救。

③ 煤气中毒急救处理

立即打开门窗,迅速将中毒者搬到空气新鲜的地方,但要注意保暖;病情轻者,可让他喝热的糖水;病情较重、已陷入昏迷者,应立即送医院救治。

④ 食物中毒急救处理

严重者及时送医。不严重者,如果进食的时间在1~2小时前,可以使用催吐的方法,取一些食盐,加入开水冷却后喝下,可以多喝几次,迅速促使呕吐;如果吃的是变质的食物,还可以用生姜捣碎取汁,温水冲服;如果进食污染食物时间超过2小时,精神仍然很好,就可以用导泻的方法,吃一些泻药,使污染的食物尽快排出体外;如果是吃了变质食物引起的中毒,可以用鲜牛奶或者其他蛋白质饮料灌服。

⑤ **农药等有毒有害物品中毒的急救处理**

第一时间送到医院救治。

⑥ **摔伤、骨折急救处理**

骨折患者应立即停止活动,将骨折部位简单固定;如伤口出血,应用绷带或清洁布条压迫包扎止血,出血量大可用止血带止血,并记录时间,做到每小时放松 0.5～1 分钟,防止肢体缺血坏死;如骨折端露在伤口外面,不要当场把骨折端送入伤口内,以免引起感染;对高处摔下或背着地跌倒骨折的患者,不要用软性担架,应几个人在一个水平面将患者轻轻托平,放在木板或门板上,平稳地送往医院。

八、陪伴就医的注意事项清单

陆阿姨作为精神障碍患者的照料者,经常需要陪伴儿子到医院复诊、配药。有时候面对医生的问题,陆阿姨和她儿子会临时记不起一些细节,不利于医生掌握全面的病情信息。

对此,训练师将生活照护的最后一个小锦囊 ——"陪伴就医的注意事项清单"交到陆阿姨的手中。

① **陪伴患者复诊,照料者需要做的准备**

患者如果病情稳定,照料者可以和患者一起与医生谈话。如果有特殊情况,照料者可以先向医生汇报,然后再请患者进入诊室。为确保复查时重点突出,便于医生全面了解病情,照料者应提前准备好以下几个方面的内容。

(1) 上次就诊之后患者的精神症状、自知力有何变化。

(2) 患者的生活起居、饮食、睡眠情况。

（3）患者服药情况：是否规律服药，对服药的态度，主动服药或者反复劝说，服药后有无不良反应。

（4）患者的学习、工作、社会交往情况。

❷ 识别患者需要住院治疗的情况

（1）精神症状明显，且有日趋加重的迹象。

（2）拒绝治疗，劝说无效。

（3）诊断不明，需要住院观察以明确诊断。

（4）严重的躯体疾病、药物不良反应或物质滥用。

（5）经过多种药物治疗均效果不佳，需要住院调整药物。

（6）已经发生伤害自身的行为，或者有伤害自身的倾向。

（7）已经发生危害他人安全的行为，或者有暴力、伤害他人的倾向。

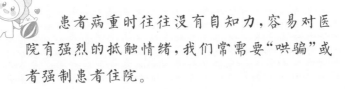

患者病重时往往没有自知力，容易对医院有强烈的抵触情绪，我们常需要"哄骗"或者强制患者住院。

❸ 患者需住院但拒绝住院时

由于精神障碍患者常否认自己有病，绝大多数患者会拒绝住院治疗，遇到这种情况，照料者可以采取以下办法。

（1）劝说：如患者自述头痛、饭量减少，就劝患者到医院做体检、取药。

（2）因势利导：对于否认自己有病，但又想证明自己没病的患者，可以激励他到医院检查，"你如果觉得自己没病，那我们就让医生检查一下。如果医生也觉得你没病，我们就不用住院了。"

（3）请民警协助：有些患者有明显的暴力倾向，当被激怒后，往往会持凶器"自卫"，家人很难接近。有的患者将自己反锁在屋内，随时有发生意外的可能。此时，家人应立即报警，请民警协助送往医院治疗。

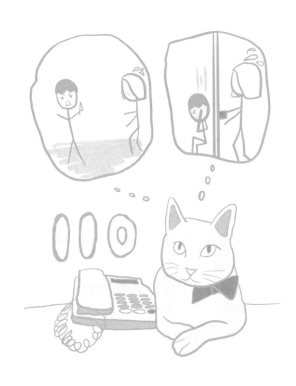

社交沟通营　学会更好地与他相处

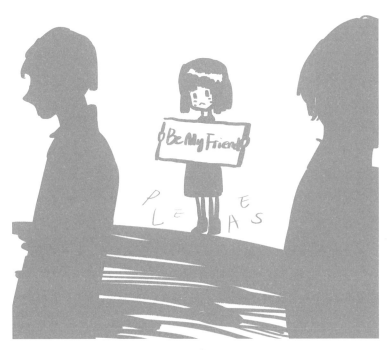

《朋友》

绘画者:龟龟爬(精神障碍亲历者)

　　虽然大部分时间我是不想社交的,但是当我病情稳定的时候,我还是会感到孤独,渴望被别人理解。

小心翼翼的家人们

今天,陆阿姨终于走进第四站——"社交沟通营"了,这是陆阿姨一直很期待的一个营点。因为自从儿子生病后,陆阿姨总觉得家人之间的关系似乎变得很微妙,沟通总是很不顺畅,经常讲着讲着就陷入僵局或争吵起来,这种情况尤其在儿子发病的阶段比较明显,全家每每会陷入一团混乱。对此,家里人都深感无力,不知如何沟通。这也造成了儿子与家人之间的关系变得越来越疏远。顺着他说不行,劝他也不好,不管他不行,跟他吵更没意义。久而久之,陆阿姨和丈夫内心有点害怕与儿子沟通了,就连平日的照料接触都变得非常小心翼翼。

与此同时,陆阿姨的儿子也感觉到了家人们的变化。他发现家人们似乎经常欲言又止,并且很多事情并不会完全告诉他,这也让他有一种疏离感,时常感觉很失落。有的时候当家人谈论很多内容,他也感觉理解起来很吃力,会觉得自己很没用。

对于很多精神障碍患者家庭而言,由于受疾病影响,患者的部分社会功能会受到损害,这也使得照料者与患者的沟通不像以往那样顺畅。本营点将会和大家聊聊如何与患者更好地沟通,尤其是如何与"生病"状态下的他沟通。

一、我们的沟通为何受阻

自陆阿姨的儿子出院后，尽管病情有所好转，但陆阿姨一直无法放心，整日担心复发，加之沉重的照料压力，使得陆阿姨在和儿子相处的时候总是会忍不住抱怨、指责他，这也让儿子经常与她发生争吵。

陆阿姨本想着孩子好了，好好改善关系，但如今不仅没有拉近她和儿子的距离，反而让她感觉儿子和她越来越疏远，如今她也不知道该如何与儿子沟通相处，似乎陷入了一个"死胡同"。那就让训练师帮我们分析下，为何陆阿姨与儿子的沟通会受阻呢？

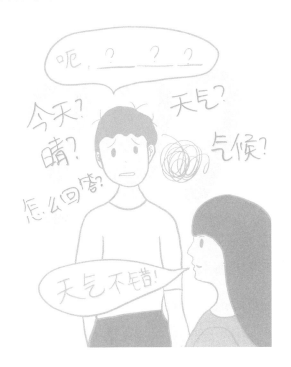

1 令人讨厌的症状

对于精神障碍而言，无论是急性期的急性症状还是巩固期或维持期的症状残余，或多或少都会对患者社会功能产生影响。以精神分裂症患者为例，在急性期,患者可能会出现感知觉的改变,会对颜色、声音等变得非常敏感或是迟钝,还有一些患者可能会出现幻觉,如幻听、幻视等。除了感知觉的变化,思维障碍同样对患者的日常生活产生困扰,很多患者在急性期可能会感觉自己大脑中涌入了大量的想法,他们无法处理这些信息,这也使得他们在日常生活中很难集中注意力。还有一些患者可能会出现理解与反应的无能,无法正确、有逻辑地理解别人传递的信息,无法恰当地表达出自己的想法,词不达意,甚至毫无逻辑。经过医院的治疗后,患者的急性期症状基本得到控制,部分患者可能会存在一些残余症状。在实践中我们听到很多患者反馈,感觉注意力容易不集中,脑子转得没有以前快了……

上述的只是一些精神分裂症患者的部分症状,当我们从患者的视角出发来看,可以看到这些症状会给他们在人际交往中产生了很大的困难与障碍。曾经有个患者这么描述残余症状对他生活的影响:

经过治疗后,虽然症状得到了控制,但是我理解别人的话总是很吃力,常常会理解错误,例如把别人的玩笑当真、把别人的嘲讽认为是表扬……有的时候当别人在和我说话时,我的大脑会一片空白,我找不到一个合适的词来回应他,于是我便会待在那里试图找到一个合适的表达方式,我的迟疑、木讷让我在与人相处中经常觉得很尴尬。

这是一个精神分裂症患者可能会有的互动体验,这个过程中他们所面临的困难我们难以想象。而当我们把视角从患者转化到旁人或是照料者的时候,如果我们没有了解一些关于精神障碍的知识,我们会看到一个奇怪的、没有逻辑、有问题的人,让人无法理解。我们可能会去评价他、给他"贴标签",可能会去否定他、疏远他,甚至攻击他。因此,了解精神障碍的知识,有助于我们理解患者的表现,进而才能更好地和他们互动。

② 照料者的负性感受与照料负担

对于患者而言,精神病性症状确实是影响人际互动一个重要阻碍。然而除了患者自身的因素,在家庭照顾的过程中,照料者的自责、病耻等负性感受同样会妨碍与患者的相处,甚至影响整个家庭间的互动。一个满怀自责的照料者,往往会在生活中会指责其他家庭成员或是自己,活在深深的内疚中,家庭成员间会相互推卸责任,而这也会潜移默化地影响患者对于疾病的认识,进而影响整个家庭关系。而一个充满病耻感的照料者,他们可能对外隐瞒患者的情况,或是主动疏远周围人、亲朋好友等,以此来保守生病的秘密。他们可能会因此限制患者,这恰恰也阻碍了患者社会功能的恢复。

除了自责感与病耻感外,照料者往往会面临巨大的照顾负担,个人时间减少、社交活动减少、健康变差、经济状况恶化。对于一些康复较差的患者,照料者甚至需要全职在家照看,长期的压力与耗竭,也使得很多照料者本身出现很多负面情绪,如抱怨、愤怒、无奈、绝望⋯⋯这些负面情绪也会影响他们与患者的相处方式。

❸ 不良的沟通模式

除了患者自身的限制与照料者的态度外,不良的沟通模式同样也是影响照料者与患者良性相处的重要因素。首先我们要知道沟通是一个循环过程,这个过程中信息(语言与非语言信息)被双方传递、理解、加工与反馈,我们可以看看下面的图,进一步理解。

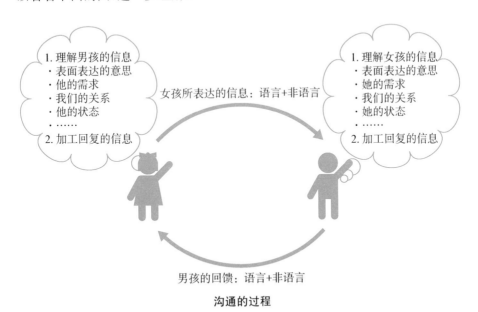

沟通的过程

当双方开始沟通的时候,我们为什么会出现沟通的问题呢?主要有两个方面:说话人的不一致,倾听者的理解偏差。

沟通中表达的信息包括语言信息与非语言信息。当这两部分信息一致时,我们往往能够比较好地了解说话人想表达的信息。然而当说话人所说的(语言信息)与所表现出来的(非语言信息)不一致时,往往会让听者产生混淆。

而对于听者来说。我们每个人都基于自己的经历、体验、知识、当前的状态去理解对方所表达的信息并进行反馈,但是由于不同场合下,每个人的状态以及经历不同,我们对于对方所表达的含义会产生理解上的偏差。有时这种偏差不会有太多影响,但有时这种问题会导致一方对另一方的不理解、误解或是一方需求无法得到满足等,这可能会引发双方产生负面的情绪并逐渐陷入一种情绪的争斗中,往往这种时候双方不再聚焦到事件本身,而更多在于宣泄情绪。

我们每个人在日常生活中都会有相对稳定的沟通模式。萨提亚将人的沟通姿态分成了5类:指责、讨好、超理智、打岔与表里一致。每个人在应对对方的沟通姿态时都会有特定的回应方式。例如一个严厉的丈夫,当自己患病的妻子犯错时总会指责她,而他的妻子则总以讨好的方式去回应丈夫,对此丈夫会变本加厉地责备,久而久之,妻子的需求、情绪、价值得不到认同和接受,逐渐出现了心理问题。在这样的一个沟通模式中,夫妻双方都只关注了丈夫一方的感受、需求、价值,妻子一方的感受、需求、价值被完全忽视与压抑,妻子在这个过程中感受到了压抑与不舒服,这样一种互动便是一种不良的沟通。

萨提亚的5种沟通姿态

例子:A精心打扮,挑选一件衣服,B问:"你今天为什么穿这种颜色的衣服?"不同类型的人会有不同的沟通姿态。如下:

类型	回答	特点
讨好	不好看吗?那我换一件吧	忽略自己,内在价值较低
指责	我穿什么要你管?	忽略他人,习惯攻击批评他人
超理智	我皮肤偏黑,书上说,这样会让我看起来更好看一些	极端客观,只关心事情是否符合规定,是否正确
打岔	今天中午吃什么?	抓不住重点,习惯岔开话题,回避问题
表里一致	谢谢你注意到这些,如果你不喜欢,下次可以让你来帮我选一套	表情流露与言语一致,内心达到和谐平衡状态,自我价值较高

我们再来看看陆阿姨家的情况。

陆阿姨的儿子生病后,便一直在家里待着,对此陆阿姨也觉得很纠结,一方面希望儿子能够做做事情,以后能够自理,甚至出门,另一方面又担心会给儿子带来压力。但她仍会要求儿子做些家务,然而每当儿子家务做得不是那么到位的时候,陆阿姨总会忍不住说几句:"你怎么擦个灶台都不会""衣服晾成这样像什么样子"……对此儿子有时会忍着,有时则会爆发。渐渐地,陆阿姨发现越来越难使唤儿子干活了。

可以看到陆阿姨与儿子之间存在很大的沟通问题,不仅不能有效地让儿子参与康复活动与日常活动中,反而削弱了他的动力,恶化了他们的关系。因此,形成一种和谐、一致的沟通模式对于照料者与患者的互动与相处非常重要。

二、如何更好地"听"懂他

陆阿姨的儿子从外面买东西回来,回到家就对母亲气呼呼地说:"外面那些人脑子都有问题,连话都听不懂,气死我了。"陆阿姨见状便说道:"你不要和他们一般见识,他们不了解你,听不懂很正常。"听到母亲的回应,儿子的情绪一下子绷不住了,朝母亲吼道:"你也不懂我!"然后气冲冲地进了房间。对此,陆阿姨一脸茫然,不知所措。

像这样的沟通问题,经常会出现在每个家庭中,那作为照料者,我们该怎么做呢?第一步就是倾听!

谈到倾听,很多人都会觉得"很简单,不就是听人说话吗"。然而真正的倾听并不是简单地听到别人说了什么,而是要去理解对方,听到对方话中的弦外之音。例如一个处于痛苦中的人,他可能会和你描述导致他痛苦的事情,描述时他的语气可能很平淡,但他的双手、嘴唇却在颤抖。这时如果你只是单纯听他口头上表达的话,而不关注肢体语言,那么你可能就不会感受到他的痛苦。真正的倾听则是你能通过他的表述、动作、状态,听到、理解他内心的真实想法和感受。

当然,倾听只是为后续的反馈做好准备,听到对方话中的弦外之音,能够让我们的反馈更好地回应对方的感受、需求。那么我们如何才能听懂对方的弦外之音呢?我们可以分析这四个维度的信息:事实、诉求、自我暴露、关系。事实维度是指说话人传达的客观事实,是我们客观听到的、看到的;诉求维度是指说话人的需求、希望、诉求;自我暴露维度是指说话人的感受、情绪、潜在想法;关系维度是指说话人与你的关系情况。

我们来回顾一下陆阿姨家的场景。

儿子买东西回来,动作状态显示出一种生气的样子,陆阿姨的儿子的表述是"外面那些人都脑子有问题的,连话都听不懂,气死我了"。这句话的一个客观信息是:儿子在和别人互动的时候,别人都不理解他,这让他很生气。他传递出的核心情绪是愤怒,同时可能会有一些无力、不知所措、悲伤的潜在情绪。他传递出的以下几个可能的期待:他希望自己能被别人理解;他希望能和别人好好相处;他不希望别人认为他有问题,他可能会希望母亲做的是去安慰他、理解他。

而陆阿姨在回应中,是试图让孩子不去理睬别人的看法,这并没有回应儿子的需要与需求。我们可以这么回应:"因为被人误解了,所以你感到生气和委屈。其实你也希望能够被人理解,不被视为有问题的人,对吗?"

我们可以通过下面这个小表格来进行练习。选择一段您和患者的对话,然后进行分析,看看您能否听到以下的信息,如果不能,则尝试通过提问的方式弄清楚这些信息。

倾听训练单

沟通的背景:(对话发生的背景事件)		
说话人的语言与非语言信息:(说话人说了什么、有什么动作、什么语音语调……)		
1. 事实维度	说话人传达的事实,客观听到的、看到的	
2. 诉求维度	说话人的需求、希望、诉求	
3. 自我暴露维度	说话人的感受、情绪、潜在想法	
4. 关系维度	说话人与你的关系情况	

当然倾听不是光听，当我们体验到对方的状态后，如何反馈我们所觉察到的非常重要。正如前面我们提到的，我们对对方信息的解读会受到个人经历的影响，因此可能会存在理解上的偏差。如果我们已经准确领会了他们的意思，我们的反馈将会帮助他们意识到这一点，反之如果我们的理解还不到位，他们也就有机会来纠正我们。因此我们建议使用疑问句来给予他们反馈。这将便于他人对我们的理解作出必要的补充。在反馈的过程中，对对方感受的捕捉和反馈非常的重要，我们的文化对个人感受的关注相对较少，很多时候我们会更多地关注对方的需要或是期待，但在很多冲突性的沟通中，需要与期待可能只占很小的一部分，更多的是对方的情绪，因此倾听并反馈你对对方情绪的感知，可以为对方探究和表达内心深处的感受创造条件，反之若急于了解他们的请求或表达自己，就会妨碍这个过程。

让他先知道：我听到了你的难过、愤怒……对吗？而不是：没关系，我们这样解决就行了。

三、如何做到说得清、听得懂

自儿子生病后，由于担心儿子惹祸或者复发，陆阿姨对儿子的一举一动都非常地关注。例如每当儿子要出门，她总会说一句："你又要出门啦，到哪里去啊？""你不要出去闯祸哦！"……

明明是关心儿子，但是陆阿姨的话好像总是在提醒儿子他是一个精神障碍患者，什么都不会。尽管事后陆阿姨跟儿子解释只是出于单纯的关心，但儿子似乎并不相信，也不太情愿跟陆阿姨进行深入沟通。

在很多家庭中，我们都能看到因为"没说清"导致的误会、冲突。那么我们该如何更容易、更清晰地让患者了解我们的想法和感受呢？

案例中的陆阿姨想要表达对儿子的关心，但是表述上却让儿子感受到责备而非关心，其实这里面呈现了一个非常重要的问题就是没有区分感受和想法。在临床的实践中我们会发现，大多数人往往很难区分感受和想法，大家更容易表达想法而非感受。那什么是感受呢？感受是一种直接的内在主观体验，会表现为一定的行为反应和情绪反应。想法则是我们对一件事情的看法、期待等，往往带有一些评价的色彩，当然不同的表达方式会使得这种评价表现为积极评价或是负面评价。感受往往建立在我们的需要与期待，以及对他人的言行的看法，简单来说"我怎么想、我想要什么（看法）"决定了"我怎么感觉（感受）"。

在案例中，陆阿姨说"你不要出去闯祸哦"，这句话中核心的想法是"我觉得你出去可能会闯祸"，而这种想法所引发的情绪则是"担忧"，在表达方式上陆阿姨采用了指责的表达方式进行表达。

那为什么要分清楚感受与想法呢？一个重要的原因是我们每个人对同一件事物的看法存在不同，这就导致当我们听到别人讲述的事情时，可能会产生和对方不同的感受体验。例如陆阿姨用指责的方式表达想法，儿子感受到的是指责与嫌弃，这就与陆阿姨的表达担忧关心的本意不符。但如果陆阿姨直接表达说我很担心，并说明担心的原因，儿子便会知道自己的妈妈在关心，而减少不适感。因此，清楚地区分和表达感受、想法，能够帮助对方更好地知道我们在想什么？需要什么？我们的状态如何？我们看看以下几个例子，大家来区分一下感受与想法。

请你判断一下以下的表达哪些是感受？哪些是想法？

表　述	感受 or 想法
我觉得你不爱我了	想法
当你说那句话时，我感到害怕	感受
你进门没第一时间叫我，我感觉你不在乎我了	想法
我感觉我被误解了	想法
我是个没用的人	想法
你要离开，我很难过	感受

我们可以看到凡是表达想法的表述中，都存在着评价和判断，往往都是指向别人的，而感受的表达更多是指向自己的，是对自我情绪反应的表述，而非判断。因此当你说一句话后，这句话是否带有判断、评价是区分感受和想法的重要标准，如果是对一件事情、对他人/自我状况的评价、判断，那么这是一个想法，如果是对自己情绪的描述，那是一种感受。

❶ 我们要运用感受词汇进行表达

在日常生活中，我们观察到很多人非常善于表达想法，但是不善于表达情感。感觉好的时候，只会说"挺好的""开心"；感觉不好的时候，只会说"不舒服""难受""难过"。要想清楚地表达感受需要丰富的词汇，为此大家可以参考以下的词汇，在今后情感表达时可以学着去用。

（1）表达自己的需要得到满足时的感受：兴奋、喜悦、欣喜、甜蜜、精力充沛、兴高采烈、感激、感动、开心、高兴、快乐、愉快、幸福、自在、舒适、放松、安全、放心、无忧无虑……

（2）表达自己的需要没有得到满足时的感受：害怕、担心、焦虑、着急、紧张、心烦意乱、心神不宁、忧伤、沮丧、灰心、气馁、泄气、绝望、伤感、悲伤、恼怒、愤怒、烦恼、苦恼、生气、厌烦、不满、不耐烦、震惊、失望、困惑、茫然、寂寞、孤独、郁闷、沉重、尴尬、惭愧、内疚、嫉妒、遗憾、萎靡不振、精疲力尽……

回到开头的案例，可以看到当儿子出门时，母亲非常担心儿子会出去惹事，那这个时候，我们可以这么表达我们的感受：

"每次你出门，妈妈都会很担心，担心你在外面出现问题，但同时妈妈也会感到很矛盾，因为看到你出门妈妈会觉得你在变好，所以我既担心又高兴，有的时候真的不知道该怎么做去缓解自己的担忧。"

在这个表达中，妈妈直接表达了自己的感受，以及感受背后的想法，同时也表达了自己的困扰，全程仅仅是从自己出发，并未去攻击自己的儿子。这样的表达往往能够让患者更加清晰、直接地理解照料者的含义。

❷ 通过提问，澄清患者的想法和感受

在疾病、文化和个人体验的影响下，很多患者往往很难直接或准确地表

达自己的感受、想法和需求,这经常会造成照料者的误解与困扰,那么作为照料者,当我们不理解或不能确定患者所表达的含义时,我们该如何做呢? 这里我们将会教大家几种提问方式,帮助大家更好地听懂患者,也是帮助他们表达。

(1) 澄清式提问

很多时候,患者想表达的意思可能因为各种原因与照料者的理解并不相同,这种时候,我们需要做的并不是直接行动或是评判,而是将我们的理解反馈给患者,让他确认一下,我们的理解是不是他想表达的意思,一般我们可以这么表达:

"你刚刚说的……,我听到了……,不知道我是否理解了你的意思?"

"我听到你刚刚说了……,不知道你是不是想表达……的意思,是吗?"

"我想确认一下,你刚刚的话是希望我……,是吗?"

在明确患者想表达的含义后,我们再考虑下一步的行动计划。

(2) 共情式提问

有时患者可能会因为无法表达自己的复杂感受,而表现为各种动作、表情、神态、行为、想法等,因此这种时候我们可以根据他们的行为以及我们以往对患者的了解,尝试去共情他的感受,简单来说就是通过换位思考,设身处地地去猜患者当下的感受并帮助他表达。在这个过程中,我们要注意"具体化、此时此地、客观"三个原则,即我们基于患者当下所表现出来的具体状态,来进行猜测,而不是随意加工。我们可以这么表达:

"我看到你现在……(什么表情、动作等),我不知道你现在是不是……(他的感觉)。"

"我听你刚刚说……,我感觉到你好像有些……(他的感觉)。"

(3) 一个简单的沟通公式

在这里我们给各位照料者提供一个简单的沟通公式,即感受+想法+行动。

① 反馈给患者我们看到的他的客观状态,并共情他的感受,等待他的确定;

② 反馈我们了解到的患者的感受背后的想法和需求,等待他确定;

③ 安抚患者情绪,待平静后讨论问题的解决方案。

四、怎样提要求让他更容易接受

在家中,陆阿姨经常从早忙到晚,当家务忙不过来时,她也会想让儿子帮一下忙。

有一次她对儿子说:"你看我这么忙,不会来搭把手吗?"儿子跑到母亲身边问她:"那你要我干啥?"陆阿姨说:"扫扫地、晾晾衣服、买买菜,你都可以做呀,不要因为生病了就整天待在那里。"然后,就看到儿子在家里晃荡了一会儿,似乎不知道该干什么,陆阿姨见状又不耐烦地说:"行了行了,你还是去坐着吧。"对此儿子也感觉很委屈。

对于康复患者来说,很多时候不清晰的要求会让他们不知所措,而作为照料者,当我们看到患者表现不佳时,可能又会产生很多的情绪,进而激发矛盾。那我们该如何向患者提出要求呢?

很多照料者会反馈,自从患者生病以后,自己便不太敢要求他们做事情,尽量顺着他们来,担心过度的要求会让他们有压力而发病。其实这是一个误区,适当的活动不仅能够锻炼其社会功能,更能让患者在这个过程中获得价值感。在此,我们就跟大家聊一下如何让患者清晰地知道我们的请求。

① 明确提出具体的请求

我们要清楚地告诉对方,希望他们做什么,而不是不做什么。因为如果告诉他们做什么,他们就有一个明确的做法,但是如果仅仅告诉他们不做,可能他们会不知道我们到底想要什么,因而感到困惑。因此,直接告诉对方做什么能够更好地让对方知道你的需求和期待,也更容易得到对方积极的反馈。举个简单的例子:

先生工作很忙,这常常引起太太的不满,太太对丈夫说:"我不希望你花太多时间在工作上。"此后先生便增加了很多个人的娱乐活动,但太太仍然很不满意。后来才知道太太希望丈夫每周至少有一个晚上在家陪她。

这个例子中太太"不要做什么"的表达,并没有清晰地表达出她的需求,而引起了丈夫的困扰,最后让太太更加不满了。如果太太能够直接向丈夫表达希望他在家陪她,可能就不会有这样的后果了。因此,直接告诉对方自己希望他做什么非常重要。当然在这个过程中我们的请求越具体,越能够让对方了解我们希望他干什么,描述时可以明确说出希望具体的行动,因为行动往往比较客观,比较具体。

当然现实中更多的情况是我们不会直接提出需求,我们会把我们的请求蕴含在感受中,例如孩子对母亲喊道"我渴了",背后隐含的需求是希望妈妈给他拿喝的。这是一个简单的场景,可能母亲很快能够捕捉到他的需求,但是在一些复杂的场景中时,尤其是对一些社会功能受损的精神障碍患者而言,理解话语背后的含义,可能是困难的,甚至会导致误解以至于最后发生冲突和矛盾。

② 请求反馈

除了直接或隐含地表达我们的需要外,还有一种状况是我们自己也不知道自己想要什么,但我们需要对方的回应,但如果此时对方不回应了,会让我们感到局促不安,这个时候回应就非常重要。然而很多时候我们对对方话语的理解和别人的意思可能是两回事。如果无法确定对方是否理解或我们的解读是否与对方的想法一致时,我们就需要得到反馈。请求对方反馈能确保我们准确地了解对方的含义。例如"你说的……我理解是……是这样的吗?""我的意思你清楚了吗?"等。当然请求他人给出确认的反馈确实比较少见,因此当对方对我们的请求作出反馈后,我们可以表达我们的感激。但是如果对方不愿反馈,可以倾听他的感受与需要,并表达我们的对他的尊重与我们的需求。

③ 了解他人反应

在确定对方已经理解后,我们可以从这三个方面进行对话。

了解对方此时此刻的感受:我们可以问"听我说这些,你的心情怎么样",然后了解他为什么会有这种感受。

对方正在想什么:当我们表达了我们的看法后,可以请对方说说他的看法"我想请你说说看,你对刚刚这个东西的看法,可以吗?"

对方是否接受我们的请求:我们可以问"我想知道,你是否同意我的这个请求呢?"

通过了解这三个方面可以知道对方对我们的态度、想法,这样以便于我们后面的沟通的进行与调整。

❹ 请求与命令

很多时候,人们会担心如果不答应我们的需求他们会遭受责罚,这种情况下他们把我们的请求看作是命令。命令是具有强制性与强迫性的,当人们被命令时,他们只会有两种选择:服从或反抗。所谓的命令,其实就是当请求没得到满足时,批评或指责对方,或是利用对方的内疚来达到目的,这些都是命令。

回到开头的情景,当妈妈做家务很累,希望孩子能够帮助自己,我们可以这么说:"儿子,我家务做得有点累,有点忙不过来,我看到你现在好像没有什么事情,不知道你是否有空能够来帮助我一下,我希望你能拖一下地。"在这个表达中,我们表达了自己的状态是疲惫的、忙不过来的,同时也分享了自己的观察"儿子目前似乎没有事情"并且向儿子进行了确认和邀请,同时也清楚地告知了他需要做的事情。

五、当他发病时,我该怎么说话

儿子出院后病情虽然是稳定的,但是陆阿姨却一直担心:如果儿子某一天又发病了,尤其是出现冲动、幻觉、妄想等症状时,在送医院之前,我该怎么跟他沟通并安抚他呢? 对此训练师总结了一些针对不同症状的临时干预策略,帮助大家在面对这些问题时可以进行处理。

❶ 当患者出现攻击行为,我们该怎么说

对很多患者而言,情感表达是件困难的事情,他们往往会通过行为来表达自己的感受,而攻击行为就是一种极端的情感表达方式。当患者出现攻击行为时,我们要知道此刻他有非常多的负性情绪,此时他无法理智思考,因此我们的核心任务是要协助他处理负面情绪,而不是与他进行对抗性和评价性的对话。下表中列举了一些不合适与合适的表达供大家学习。

攻击行为时的表达方式

不合适表达	合适表达(供参考)
1. 对抗性的表达(挑衅、攻击、责备) 你再打我就把你送医院! 你再打我,我就教训你! 你打呀,你敢打你就来! 这点事都做不好,还要打人? 来,发泄出来就好了! 2. 评价式的表达(评价、讲大道理) 你是个好孩子,好孩子是不会打人的。 这件事情是妈妈做得不对,你先冷静一下好吗? 靠打人、伤害自己是解决不了这个事情的,你要说啊!	1. 我感觉到你现在非常的愤怒、委屈(可能的感受),我很担心你,想帮帮你,你能和我说一说发生了什么吗? 看看我能帮你做什么? 2. 我看到你刚刚发生了……(刺激事件),不知道是不是感觉到很委屈、很生气(可能的感受),你觉得……(情绪背后的潜在想法),不知道是不是这个样子? 3. 我看到你现在非常生气,也非常绝望(可能的感受),可能你也不知道该怎么办(情绪背后的潜在想法),你希望我们能帮你做些什么吗?

2 当患者出现焦虑抑郁,我们该怎么说

焦虑抑郁时的表达方式

不合适表达	合适表达(供参考)
1. 否定感受式的表达(忽视症状的严重性) 每个人都会焦虑抑郁,没什么大不了的! 焦虑抑郁很快就会过去的,没事儿! 2. 评价式的表达(批评、指责、讲道理) 你怎么整天哭哭啼啼地? 你不要整天担心这、担心那! 你不要整天神神疑鬼的,搞得我们都很累的! 这件事情没必要那么焦虑,我们可以这么做。 3. 肤浅共情式的表达(看似理解) 我理解你的感受。 我知道你现在不好受。	1. 我看到你最近……(患者的表现),我感觉你很抑郁,这让我挺担心的,我不知道你发生了什么让你感觉这样,你愿意和我说吗? 如果你现在不愿意,我会一直在你身边,你可以随时来找我。 2. 我看你刚刚一直……(患者的表现),感觉你挺紧张、焦虑的,我想知道什么让你那么紧张,你愿意和我说吗? 3. 我看你挺焦虑,我这里有一个放松的小练习,你愿意和我一起做一做吗? 或者我想请你一起……(做些事情)转移一下注意力,看看能不能帮你缓解你的焦虑,你愿意吗? 4. 我会在这里陪着你,直到你觉得好了。

当患者出现幻觉、妄想，我们该怎么说

幻觉、妄想时的表达方式

不合适表达	合适表达(供参考)
1. 否定症状式的表达(否定症状的存在) 　那些幻觉都是假的，你不要相信他们！ 　你别管那些幻听不就好了吗！ 　你这些想法都是不对的，都是错的！	1. 我刚刚看到你的一些表现，是不是又有幻听出现了？好像他让你很……(可能的感受)，你愿意和我说说你看到了什么、听到了什么吗？ 2. 似乎这些东西现在一直在打扰你，你愿不愿意和我一起去……(做点什么)，也许转移一下注意力可能会好点？ 3. 你愿意和我说说你的那些想法吗？我还挺好奇的？(等患者反馈)我听到你似乎感觉……(可能的感受)，你想……(患者的需求)

心理关怀营　时刻都要懂得自我心理关怀

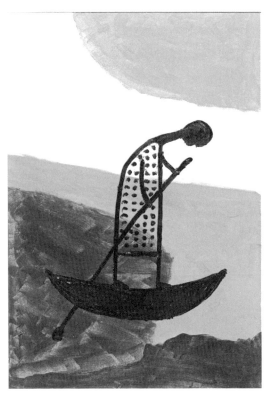

《心的力量》
绘画者：老陈（精神分裂症亲历者）

　　人生就像行船，不断跨越山海，才能盼到灿烂的一片天。只是在前进过程中，每个人都需要"心"力量的支撑。

难道我也不正常了

近日,陆阿姨时常觉得照顾儿子有些力不从心,有时候自己也觉得心情郁闷,于是她又找到了训练师,想寻求和自己心理健康相关的解决之道。

"不知道从什么时候开始,我总觉得身体很疲惫,心也总是悬着,丝毫不敢放松,"陆阿姨面带忧愁地对训练师说:"我对自己说,我要扛起照顾儿子的责任,我一定要把儿子的病治好。但随着年龄增加,我越来越觉得力不从心。如果家里人不能给我支持,我还会对他们发脾气。哎,训练师,你说我孩子得这个病是不是我前世造了什么孽? 我现在是不是自己精神也不正常了?"

看着自责又自我怀疑的陆阿姨,训练师安慰道:"长期照顾精神障碍患者其实是非常不容易的,您能觉察到自己的感受这很好,作为照料者也很需要关注自己的情绪和心理健康。今天我就来和您讨论一下这些问题,提供一些支持性策略。"

接下来,训练师将带领陆阿姨在"心理关怀营"系统学习心理健康相关的知识,并协助陆阿姨掌握几种改善情绪的技巧,更好地实现自我的心理关怀。

一、我的心理健康吗

陆阿姨最初觉察的是身体疲惫,但经过检查后发现身体并无大碍。训练师告诉陆阿姨,可能是心理原因在作祟。接下来,训练师就给陆阿姨介绍了心理健康的标准,以便更好地帮助她了解自己的心理状况。

心理健康(mental health)是指心理的各个方面及活动过程处于一种良好或正常的状态。心理健康的理想状态是保持性格完美、智力正常、认知正确、情感适当、意志合理、态度积极、行为恰当、适应良好的状态。世界心理卫生联合会曾明确提出心理健康的标准:①身体、智力、情绪十分调和;②适应环境、人际关系,彼此谦让有礼;③有幸福感;④在工作和职业中,能充分发挥自己的能力,过着高效率的生活。因此,心理健康不单是一种状态,也是一种内在能力。

心理学家将心理健康的标准描述为以下几点。

1. 有适度的安全感,有自尊心,对自我的成就有价值感。

2. 适度地自我批评,不过分夸耀自己也不过分苛责自己。

3. 在日常生活中,具有适度的主动性,不为环境所左右。

4. 理智、现实、客观,与现实有良好的接触,能容忍生活中挫折的打击,无过度的幻想。

5. 适度地接受个人的需要,并具有满足此种需要的能力。

6. 有自知之明,了解自己的动机和目的,能对自己的能力作客观的估计。

7. 能保持人格的完整与和谐,个人的价值观能适应社会的标准,对自己的工作能集中注意力。

8. 有切合实际的生活目标。

9. 具有从经验中学习的能力,能适应环境的需要改变自己。

10. 有良好的人际关系,有爱人的能力和被爱的能力。在不违背社会标准的前提下,能保持自己的个性,既不过分阿谀,也不过分寻求社会赞许,有个人独立的意见,有判断是非的标准。

要想知道自己是否心理健康,我们可以初步根据上述标准进行判断。不过要想知道自己是否真的存在心理或精神问题,切记一定要去专业的心理咨询机构或专科医院,由专业人士来诊断。

二、作为照料者,我可能会面临的心理困扰

听了训练师对心理健康标准的解释,陆阿姨逐渐有些明白,但是她仍然觉得在照顾患者的过程中有很多困惑,这让她内心感到非常苦恼。训练师告诉她,其实很多照料者在照顾患者的过程中多少都会有一些困惑、迷茫。于是,训练师决定讲述一下照料者可能会存在的主要困惑和应对方式,希望对"陆阿姨们"有帮助。

① 否认

患者早期症状大多数表现为孤僻、生活懒散、工作或学习能力下降、失眠、性格改变等。当患者出现上述现象时,家庭其他成员由于缺乏精神障碍方面的常识,极力否认患者是出现心理或精神问题,常常误以为过几天可能就好了,因而耽误了治疗的时机。

应对:学习和了解心理健康知识,当发现患者性格、脾气转变明显的时候,应当有所觉察并给予关注,必要的时候咨询心理专家或精神科医师,及早带患者前往专业机构或精神专科医院进行诊断、评估。

② 忌讳

当患者出现了明显的精神异常表现时,照料者也会意识到患者可能罹患了精神障碍。但由于精神障碍的污名化,担心精神障碍患者会让他人对整个家庭产生歧视,还担心疾病诊断会对患者个人的家庭和事业前途造成影响,因此不到万不得已,照料者不会带患者前往医院诊治,非常忌讳精神心理

问题。

应对:通过学习精神心理科普知识,了解心理或精神健康和人的躯体健康一样重要,也一样会出现各种问题,给人带来困扰。产生心理问题不是一件羞耻的事情,一味地回避或忌讳只会让问题变得更严重,勇敢面对和解决才是上上策。

③ 迷信

在一些经济欠发达地区,部分人还存有封建迷信的心理,采用原始而错误的方式对待患者。当患者出现幻觉、妄想、兴奋躁动、行为异常时,照料者会认为是中邪或者魔鬼附身,故而会采用一些迷信的方法,如鞭挞患者、找巫师做法事驱魔、放血、吃偏方等,结果不仅导致疾病的恶化,甚至导致患者死亡。

应对:当患者出现幻觉、幻听、妄想、行为异常等表现时,切勿自己妄下判断,更不能再愚昧地采用极端方式为患者进行所谓的"治疗"。应该相信科学,多了解和学习心理健康相关知识。在患者出现以上状况的时候,及时送医就诊才是最正确且有益的方法。

④ 厌倦

许多患者会因病情迁延而转为慢性,有些患者病情不稳定而出现反复发作。在这种情况下,有的照料者从一开始的无微不至到最后对患者产生倦怠甚至厌恶的心理,如对患者的生活状态漠不关心,对患者的治疗及治疗效果也不再关注,抱有一种让患者自生自灭的心态等。

应对:长期照顾精神障碍患者的确是一件非常艰难的事情,尤其对于不配合治疗的患者,长期照顾的人也难免会产生各种消极情绪。因此照料者需要做好足够的心理准备,对自己的想法、情绪保持一定的觉察,寻找释放情绪的适当机会,寻求支持去改善自身的困境。

⑤ 迁就

患者在恢复期的主要治疗手段是康复训练,如参与家务劳动、参加职业康复训练、积极融入社区康复,帮助患者社会功能的恢复。但是,有些照料者因为心疼患者,觉得他们生病了非常可怜,什么劳动或者活动都替代他们完成;或者为了让患者有个好心情以利于康复,事事顺从患者,对他们异常包容、百般迁就,导致有些患者连生活自理能力都非常弱。实际上,一味地迁就对患者康复是非常不利的。

应对:照料者首先必须明白,精神障碍的康复最重要的一点是逐步恢复患者的社会功能,例如人际交往、生活自理能力、回归职业等,而这些功能的恢复必须通过各种生活技能训练才能实现。因此,照料者对于已经逐步康复的患者应当给予"平等"对待,不能总把患者一直当"病人"看待,只有让患者有机会学习各种技能,应对生活中各种可能发生的问题,才是真正能帮助患者康复,早日重新融入社会的最佳途径。

三、患者的心理困扰,我要怎么应对

听了训练师对照料者存在的困惑和应对策略的解释,陆阿姨觉得学到不少,可是她发现有时患者也会有各种"怪想法",如自卑、自责、总把自己当成病人等。训练师说:"那我再和您说说患者的一些困扰和应对方法,这样你平时就能帮他们解决问题了。"

① 自卑感

由于精神障碍的特殊性或者污名化问题,导致得了或得过精神障碍的患者都会产生不同程度的羞耻感。即使患者开始慢慢康复了,这个病似乎也已经成为一种烙印,让患者觉得低人一等,产生比较强烈的自卑感。很多患者会担心受到同事、朋友,甚至亲人的歧视,导致其自信心不足。

应对:照料者也许已经感知到患者有这样的困扰,照料者本身可能也会有这种感受。那么我们必须清楚地明白,任何人都不想生病,生病无从选择更无法谈论对错和好坏,精神障碍和其他疾病一样。如果担心他人的歧视或评判,那我们可以选择为患者保密,因为疾病本身也属于患者的个人隐私。

② 角色强化

有的患者认为自己患了精神障碍,即便好转也依旧是病人,是丧失劳动能力的人,因此生病了就理应得到全家人的关注和爱护,大家也必须更多地照顾他们的情绪,满足他们的各种需求。有时候稍有不顺心就会表达"我是病人!你们应该……"甚至将生活责任都推卸给他人。

应对:在患者生病的初期,很多照料者也对患者心生各种怜爱,认为患者已经生病了,是非常不幸的,所以应该尽量取悦和满足他们各种需求,这有利于患者康复。实际上,在患者逐步康复的过程中,应当让患者意识到疾病期是患者角色,康复期是康复者角色,可以承担部分原有的生活角色的责任,这样才能真正地康复起来,有利于患者社会功能的恢复。因此,照料者不仅自己要有这样的理念,也要把这个理念传递给患者,在生活中让患者承担起自己角色的部分责任,帮助他们逐步削弱"病人"这个角色。

③ 意志消沉

由于疾病的原因,患者原来的生活状态会发生比较重大的改变,如工作不能继续、婚姻家庭关系受挫、朋友关系被迫断裂、因病导致经济受损、服用药物带来不良反应、疾病反复发作等,这些都可能让患者意志变得消沉,逐渐丧失好好生活下去的勇气。

应对:照料者需要细心观察患者是否产生了这样的情绪,是否在做很多事情或谈论事情的时候表现出消沉的心态。如果已经有这样的情况出现,一方面我们需要寻求专业人士评估是否有抑郁的状况;另一方面,我们要从各方面多鼓励患者,并对患者的需求给予支持和提供资源,如果照料者本身无法提供,可以寻找专业人士共同伸出援手。

④ 自责内疚

有些患者起病的年龄比较早,也因为疾病常常复发,导致多年来都依靠照料者提供照顾。长此以往,患者会觉得自己是家庭的累赘,不仅没有为家庭做贡献,还拖了整个家庭后腿。他们会因自己生病而自责,看到家人的付出也产生很多内疚感。

应对:首先要能够同理到患者可能产生的这种心理或想法,照料者一方面可以将患者的这种心理表达出来,如"你有时候的自责是不是觉得因为自己生了这个病,所以我们比一般家长要付出多一些?"将患者想而未表达的话讲出来,让患者感受到共情,并愿意开始讨论这个话题;另一方面,可以表达家人都是相互支持的,告诉患者他(她)存在的本身对于家庭的意义。

⑤ 盲目乐观

有些患者在经过一段时间的治疗后,自我感觉已经康复并恢复得不错,因此就认为自己的病治愈了,盲目的乐观使他们自行停药,不再进行门诊随访,或是停止后续的治疗康复,结果导致疾病复发,甚至因此反复入院。

应对:有时候有些照料者也似乎不太清楚维持治疗的意义和作用,因此对患者出现这样的行为也并未阻止,导致之前治疗前功尽弃,非常可惜。我们需要了解全病程治疗的意义和过程,当患者出现这样的想法或心态的时候,我们需要及时提醒甚至是阻止这样的行为发生。也许有时候,需要我们督促他(她)坚持服药、陪他(她)坚持门诊随访等。

总体来说,针对患者这些心理困扰,我们作为照料者都需要悉心觉察和友善沟通,主要遵循以下原则。

(1)沟通时,讲话语速要缓慢、平和,内容要简明。如果要向他提问题,或吩咐他做事,每次只说一件事。一下子说好几件事,可能会使他无所适从。

(2)讲话的态度专注而亲切,即使他看起来注意力分散,也不要忽视他。

(3)经常用语言和行动来表现你对他的关怀和挚爱,有时谈谈对童年生活的回忆,或许可以创造一个比较愉快的气氛。

(4)不论他在生活和工作中取得了多么微小的进步,都应加以鼓励,借此重建患者的自尊和自信,尽量避免抱怨和责备。

(5)对于患者明显脱离现实的想法,不要试图去说服他,更不要同他争辩或嘲笑他,这样做不仅于事无补,反而会招致麻烦。

(6)培养患者更多的兴趣爱好,适当地为患者提供社交的机会,并鼓励他表达自己的喜怒哀乐。

(7)在与患者充分协商的基础上,为患者制定一个生活日程表。精神障碍是一种长期的慢性疾病,照料者需要逐步适应自己的新角色,做好打"持久战"的心理准备。

四、自我心理关怀技巧要知道

　　学完前期知识后,陆阿姨表示:"我现在想好了,我要自己掌握主动权,多关心自己的心理健康状况,这样我才能照顾好我的儿子、我的家庭。训练师,你再多教给我点方法吧,这样我就不会老是来麻烦你了。"

　　训练师很欣慰地笑道:"您真是有悟性! 那我告诉您些小方法,您试试看,如果有问题还可以来找我。"

① 适时心理健康自测

　　不论是照顾他人还是关心自己,我们都可以在需要或者觉察到有异样的时候做些自我心理测评,来了解自己的心理健康水平。下面介绍三种自评量表。

　　(1) 焦虑自评量表(以下简称"SAS")。该量表用于测量焦虑状态轻重程度及其在治疗过程中变化情况的心理量表,是最常用的心理测量工具之一。SAS 采用 4 级评分,主要评定症状出现的频度,其标准为:"1",没有或很少时间;"2",小部分时间;"3",相当多的时间;"4",绝大部分或全部时间。(其中"1""2""3""4"均指计分分数)根据您最近　星期的实际情况,在分数栏适当的分数下打"√"。

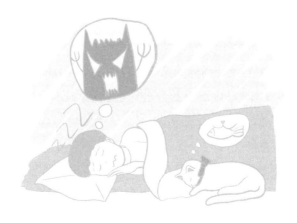

焦虑自评量表(SAS)

我感到比往常更加神经过敏的焦虑	1	2	3	4
我无缘无故感到担心	1	2	3	4
我容易心烦意乱或感到恐慌	1	2	3	4
我感到我的身体好像被分成几块,支离破碎	1	2	3	4
我感到事事都很顺利,不会有倒霉的事情发生	4	3	2	1
我的四肢抖动和震颤	1	2	3	4
我因头痛、颈痛和背痛而烦恼	1	2	3	4
我感到无力而且容易疲劳	1	2	3	4
我感到平静,能安静坐下来	4	3	2	1
我感到我的心跳较快	1	2	3	4
我因阵阵的眩晕而不舒服	1	2	3	4
我有要晕倒的感觉	1	2	3	4
我呼吸时进气和出气都不费力	4	3	2	1
我的手指和脚趾感到麻木和刺激	1	2	3	4
我因胃痛和消化不良而苦恼	1	2	3	4
我必须频繁排尿	1	2	3	4
我的手总是温暖而干燥	4	3	2	1
我觉得脸发热发红	1	2	3	4
我容易入睡,晚上休息很好	4	3	2	1
我做噩梦	1	2	3	4

结果:SAS 的主要统计指标为总分。将 20 个项目的各个得分相加,即得粗分;用粗分乘以 1.25 以后取整数部分,就得到标准分。按中国常模结果,SAS 标准分的分界值为 50 分,其中 50~59 分为轻度焦虑,60~69 分为中度焦虑,70 分以上为重度焦虑。

(2)抑郁自评量表(以下简称"SDS")。该量表用于测量抑郁状态轻重程度。SDS 采用 4 级评分,主要评定症状出现的频度,其标准为:"1",没有或很少时间;"2",小部分时间;"3",相当多的时间;"4",绝大部分或全部时间。(其中"1""2""3""4"均指计分分数)根据您最近一星期的实际情况,在分数栏适当的分数下打"√"。

抑郁自评量表(SDS)

我觉得闷闷不乐,情绪低沉	1	2	3	4
我觉得一天之中早晨最好	4	3	2	1
我总是莫名地哭出来或觉得想哭	1	2	3	4
我晚上睡眠不好	1	2	3	4
我吃饭像平时一样多	4	3	2	1
我与异性密切接触时和以往一样感到愉快	4	3	2	1
我感觉自己的体重在下降	1	2	3	4
我有便秘的烦恼	1	2	3	4
我觉得心跳比平时快了	1	2	3	4
我无缘无故感到疲乏	1	2	3	4
我的头脑跟平时一样清楚	4	3	2	1
我做事情像平时一样不感到有什么困难	4	3	2	1
我坐卧不安,难以保持平静	1	2	3	4
我对未来感到有希望	4	3	2	1
我比平时容易生气激动	1	2	3	4
我觉得作出决定是容易的事	4	3	2	1
我觉得自己是有用的人,别人需要我	4	3	2	1
我的生活过得很有意义	4	3	2	1
我认为如果我死了别人会生活得更好	1	2	3	4
对于平常感兴趣的事我仍旧感兴趣	4	3	2	1

结果:SDS 的主要统计指标为总分。将 20 个项目的各个得分相加,即得粗分。标准分等于粗分乘以 1.25 后的整数部分。按中国常模标准分分界值为 53 分,53~62 分为轻度抑郁;63~72 分为中度抑郁;>72 分为重度抑郁。

（3）领悟社会支持量表（以下简称"PSSS"）。该表是一种强调个体自我理解和自我感受的社会支持量表，分别测定个体领悟到的来自各种社会支持源如家庭、朋友和其他人的支持程度，同时以总分反映个体感受到的社会支持总程度。

以下有 12 个句子，每一个句子后面各有 7 个答案。请您根据自己的实际情况在每句后面选择一个答案。例如，选择"1"表示您极不同意，即说明您的实际情况与这一句子极不相符；选择"7"表示您极同意，即说明您的实际情况与这一句子极相符；选择"4"表示中间状态。余类推。

领悟社会支持量表（PSSS）

题目	极不同意	很不同意	稍不同意	中立	稍同意	很同意	极同意
在我遇到问题时有些人（领导、亲戚、同事）会出现在我的身旁	1	2	3	4	5	6	7
我能够与有些人（领导、亲戚、同事）共享快乐与忧伤	1	2	3	4	5	6	7
我的家庭能够切实具体地给我帮助	1	2	3	4	5	6	7
在需要时我能够从家庭获得感情上的帮助和支持	1	2	3	4	5	6	7
当我有困难时有些人（领导、亲戚、同事）是安慰我的真正源泉	1	2	3	4	5	6	7
我的朋友们能真正帮助我	1	2	3	4	5	6	7
在发生困难时我可以依靠我的朋友们	1	2	3	4	5	6	7
我能与自己的家庭谈论我的难题	1	2	3	4	5	6	7
我的朋友们能与我分享快乐与忧伤	1	2	3	4	5	6	7
在我的生活中有某些人（领导、亲戚、同事）关心着我的感情	1	2	3	4	5	6	7
我的家庭能心甘情愿协助我做出各种决定	1	2	3	4	5	6	7
我能与朋友们讨论自己的难题	1	2	3	4	5	6	7

结果：选"极不同意"得 1 分，选"极同意"得 7 分，其余类推。总分为 12～

36 为低支持状态;总分为 37～60 为中间支持状态;总分为 61～84 为高支持状态;总分越高,说明个体的社会支持越高。

以上三个量表大家可以在需要的时候进行自评,如果评定下来结果不太理想,建议寻求专业机构或专业人士进行进一步的评估。

② 查找不合理的认知

所谓的"认知"是指我们对事件的看法或者想法。在心理学流派中有一个"认知行为疗法",原来我们都认为事件发生了,因此我们产生各种情绪以及行为,但后来发现同样的事情发生在不同的人身上,他们表现的情绪程度和行为有所差异,甚至完全不同。因此,认知疗法认为情绪和认知息息相关,很多时候,焦虑、抑郁甚至焦虑障碍、抑郁障碍,常常与负性认知相互影响,相互加强,这种恶性循环是情绪障碍得以延续的原因,而识别和改变这些负性的认知可以有效缓解不良情绪。例如,有的照料者在刚得知家人得了精神障碍后感到悲痛欲绝,他们的想法是"天塌下来了,一切都完了""这个病不会再好了""别人一定笑话死我们家了"等,这些想法都直接导致悲观绝望的情绪;有的照料者虽然也备受打击,但他(她)们会认为"先不要乱想,听医生的好好治病""虽然生这个病很难治疗,但总有办法"等。不一样的想法导致他们悲观情绪程度不同,也相应影响他们的行为。当我们出现所谓"非常悲观"的想法时,首先我们要觉察,找到自己的负性想法,然后进行以下的判别:这种想法是真的吗? 证据是什么? 不是真的,证据是什么? 针对这些想法,我们可以如下思考。

(1) 有可供选择的其他解释吗?

(2) 可能发生的最坏情况是什么? 我能经受住它吗? 可能发生的最好情况是什么? 最现实的结局是什么?

(3) 我相信这种自动思维的结果是什么? 什么能影响我、改变我的想法? 对此,我该做什么?

(4) 如果(某朋友)在这种情境下并有这个想法,我会对他(她)说什么?

(5) 重新评估负性的想法的可靠性。填写以下的认知记录表,我们会发现内心和身体上的反应取决于我们对事情的看法和评判。我们可以试着填一下以下的表格:

认知记录表

日期	情境	自动思维	情绪	替代的想法	结论
（ ）年 （ ）月 （ ）日	导致不愉快情绪的现实事件/情境	写下在情绪发生之前的自动思维 评估你相信自动思维的程度（1%～100%）	将情绪具体化，如悲伤、焦虑、愤怒等。 评估情绪的强度（1%～100%）	写下用来替代自动思维的想法（有没有别的可能）或是对自动思维有益/有利的想法 评估你相信替代思维的程度（0～100%）	重新评估你相信最初的自动思维的程度（0～100%） 将情绪具体化，评估其强度
（ ）年 （ ）月 （ ）日	在同学婚礼上，发现别人穿得比自己漂亮	1."所有人都在嘲笑我"（相信程度80%） 2."我不配待在这里"（相信程度80%）	1.沮丧90% 2.抑郁80% 3.焦虑80%	1."我才不在乎别人怎么看呢" 2."有什么证据表明别人在嘲笑我"	1.相信程度10% 2.沮丧20% 3.抑郁10% 4.焦虑10%
（ ）年 （ ）月 （ ）日					
（ ）年 （ ）月 （ ）日					

3 学会适当表达愤怒

在照料的过程中或者生活的各种情景中，"愤怒"有时会不可避免，当这种情绪产生时，很多人会选择将它压抑。很多人都会觉得"愤怒"这个情绪不好，会破坏关系，于是选择忍耐。但实际上情绪本身并没有"好""坏"之分，任何情绪都有它的用途。有时候愤怒恰恰能激发人们的力量去解决问题，并且让引起你愤怒的人意识到要尊重你的需求。

当然，我们可以选择表达愤怒的方式，比如用坚定、温和的语气表达愤怒，少用"你"开头的方式表达，例如"你怎么那么慢""你怎么就听不明白"等，这样表达会让对方感到被攻击，引发争吵。相反，我们可以用"我"开头的方式表达，比如"我真的很生气，因为我上周就提醒你事先准备好参加比赛的材料，但我到今天看到你还没准备好，我希望你今晚能都弄好"，这样的表达方式,既表达了愤怒的情绪,也将自己愤怒的原因和自己真正的需求表达了出来。

少用"你"开头的方式表达,多用"我"开头的表达方式。

发展相应的技能

在生活中,我们往往会遇到这样的情况:很多事情似乎同时发生。比如今天你要陪家人去复诊,但是又有邻居临时拜托你做某件事或者单位又有任务要派给你,这时候你会突然觉得压力很大,不知道该如何应对。因此我们建议你可以运用以下技能来应对压力感。

(1) 时间管理

你可以将事件按照轻重缓急做一下分类,试着填写以下表格:

	紧急的事情	不紧急的事情
非常重要		
重要		
不重要		

提示:"重要"指你个人觉得有价值及对你的使命、价值观及优先目标是有贡献的活动;"紧急"指你或别人认为它是需要立刻行动的事项。

(2) 学会拒绝

中国的传统文化导致我们身处一个人情社会中,当我们遇到很多来自他人的求助的时候,即使很难或者无法完成,也比较难第一时间拒绝别人,尤其当我们需要照顾患者再兼顾他人需求的时候,我们常常以牺牲自己的需求为代价,结果导致自己身心俱疲。因而当我们遇到类似情景的时候,还是要先听听自己内心的声音,然后学会温柔而坚定地说"不"。如我们可以用"巧妙转移法":先表示理解或给予赞美,然后再提出理由加以拒绝,温和而坚持不答应;也可以用"直接分析法":直接说明原因,如自己的状况不允许、环境的限制。当你学会说"不"的时候,你会发现世界好像变得更美好,生活也变得轻松了。

(3) 培训与自我发展

有时我们觉得照顾患者、家人很有压力,很大一部分原因是源于未知事物。大家可以试想,当你做自己特别擅长的事情的时候,是否特别有信心也非常得心应手?因此,我们可以通过学习和掌握更多相关技能、知识来照顾患者,并且起到缓解压力的作用,例如我们现在拿到的手册的前几篇关于疾病知识、药物知识的学习。当然,在学习的过程中如遇到问题或疑惑,我们也可以请教专业人士(如社区精防医生、门诊随访医生、精神健康社工、心理治疗师等)。

⑤ 学点正念技术

"正念"是目前比较流行的一种心理疗法,对放松、减压等都很有帮助。这个概念最初源于佛教禅修。卡巴金(Jon Kabat-Zinn)将其定义为是一种精神训练的方法,它强调的是有意识地觉察、将注意力集中于当下,以及对当下的一切观念都不做评判。因此,正念就是有目的、有意识地,关注、觉察当下的一切,而对当下的一切又都不作任何判断、任何分析、任何反应,只是单纯地觉察它、注意它。接下来介绍两种正念技术:

(1) 正念饮食

正念饮食是用正念去进食的状态,全身心地投入整个进食过程,用心去体会对食物的渴望、身体的反应、进食时身体的感觉等。正念饮食也是冥想的一种方式,能帮助你理清自己的情绪和体会到身体的变化。正念饮食的大致做法如下:首先集中注意力,慢慢吃;然后用心去感受心理的饥饿和对食物的渴望,积极探索身体饱腹感程度,感觉饱了就停止进食;第三,认真体会"真正的饥饿"和"触发性心理饥饿"(大部分是由心理原因导致)的区别;第四,启动身体所有的感觉器官(视觉、触觉、听觉、嗅觉、味觉)去认真感受正在品尝的食物;最终目的是学会处理面对食物时的内疚和焦虑,明白这是为了身心健康而进食,感受食物给你的身体和内心带来的变化,学会去欣赏、感恩、赞美你的食物。

示范●

正念吃橘子

专心地剥开橘子的皮,感受它刹那间射出的汁液,闻一下散发于空气中的清香。然后取出一瓣橘子肉,放进口中缓慢地嚼,全神贯注地体验门牙咬断它,白齿磨碎它,舌头搅动它等每一个动作,直到它几近液化,通过食道吞咽下去为止……只有这样吃一个橘子,才会全身心体验橘子的曼妙清香,这也是对自然赐予的橘子的极大尊重。

为什么要正念饮食?现代社会生活节奏快速,在我们进食的时候有太多吸引我们注意力的事情,很多时候我们看似在进食,但实际上脑子里却考虑的是其他事情,如考虑工作的事情或看手机、看电视、谈事情等,我们身体的所有感觉器官基本上都离开了食物,进食变得非常仓促,注意力也不集中,这样会引起很多问题。因此,正念饮食可以让我们更好地关注当下,关注自己的感受。

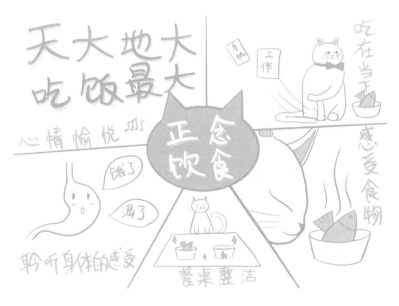

（2）正念运动

运动是强壮身心和有效减压的最好途径,因为运动可以降低体内应激激素的产生,增加诸如内啡肽等令人感觉良好的神经递质。正念只是意味着清晰地觉察,它对意识可以产生深刻的影响与慰藉作用。因此,正念运动是在运动的身体中安定意念。正如健美运动员、电影明星、政治家阿诺德·施瓦辛格说:"当你把注意力完全集中在某个肌肉运动时,专注地进行这样一次简单的重复练习,会感到比二十次练习效果还好。"你可以带着正念进入各种运动,如带着正念慢慢地步行、带着正念进行短程快跑等。

示范·

正念伸展运动

第一步:光脚或穿着袜子或穿着舒适的运动鞋站立,双脚分开与胯同宽,膝盖不要闭锁,以便双腿可以微微弯曲,双脚相互平行。双腿站稳,腰背自然挺直,肩膀放松、打开,自然呼吸,体会稳如泰山的站姿。

动作一:抬举双臂。首先,自然呼吸,从身体两侧缓慢地抬起双臂,将注意力放在双臂,感受双臂肌肉感觉的变化,直至双手超过头顶,体会伸展的感觉。接着,继续上举双臂,指尖轻轻推向天空,双脚稳稳立于地板。依次从双脚、双腿向上,穿过躯干和双肩,让意念转移到胳膊、手掌和手指,体会全身伸展的感觉。第三,保持伸展姿势的同时,以开放的心态感受身体的变化。如果感到压力和不舒服感增强,尝试以温柔、开放的心态接受现实。第四,准备好以后,先呼气,缓慢放下双臂,注意力仍然放在体会身体感受的变化上,直至双臂完全放下,自然下垂。然后,尝试闭上眼睛,用心感受这一系列动作完成后的身体变化。根据需要,每个动作可以重复2~3次。

动作二:"摘水果"。首先,睁开双眼,集中意念顺次伸展每只胳膊和手掌,就像在从一棵树上摘高处的水果一样。当你抬头向手指以外看去时,认真体会身体各部分的感觉。伸出手臂时,让对侧的脚后跟离开地面,体会注意力从伸展手指穿过身体一直到对侧脚趾的感觉。第二,完成伸展后,让离开地板的脚后跟回到地面,放下手掌,双眼跟随手指收回。让面部恢复至端正状态,闭合双眼,感受此刻身体的感觉、呼吸的变化。第三,接着再做对侧,注意动作幅度,如果留意到有勉强自己努力的倾向,请放弃这种倾向。

动作三:侧弯。双手向上抬起,让整个身体向左侧倾斜,同时胯部向右侧移动,使身体形成一个大曲线。确保身体在一个平面内,不要前倾或后仰。在吸气时,恢复起初的站立姿势,接着呼气时再次慢慢弯曲,在相反方向形成曲线。你的弯曲程度并不重要,重要的是你对身体移动的注意力。

动作四:转动肩膀。让双臂被动下垂,转动双肩。首先,让肩膀向耳朵方向尽量抬起,然后向后,就像想要将肩胛骨拉到一起一样。接着,肩膀放下,之后将肩膀向前,想象双肩要相互接触一样。先沿一个方向转,再向相反方向转动肩膀。

保持伸展姿势一段时间,观察呼吸变化,让气息自由进出。保持伸展姿势的同时,以开放的心态接受每次呼吸时身体感觉和感受的任何变化。如果感到压力和不舒服感增强,同样以开放的心态接受这些现实。

6 愉悦身心小技巧

(1) 放松训练

① 蝴蝶拥抱

在做这个练习之前,先想象一下过去生活中让你感到愉快、有安全感或是被关爱的景象,同时想象与这个景象相联系的积极词语,让自己慢慢进入安全或平静的状态。

第一步:双手交叉放在胸前,中指尖放在对侧锁骨下方,指向锁骨的方向。你可以闭上眼睛,或者半闭上眼。

第二步:将你的手想象成蝴蝶的翅膀,像蝴蝶扇动翅膀一样,缓慢地、有节奏地交替摆动你的手,比如先左手,后右手。

第三步:缓慢地深呼吸,留意你的思绪和身体感受。在这一刻,你在想什么? 你脑海中有什么样的景象? 你听到了什么声音? 闻到了什么样的气味?

第四步:审视你的想法、感受,不去评判它们。把这些想法、感受看作天上飘过的云彩,一朵云彩来了又去了,我们只需静静地目送,不去评价它的好坏。重复 6~8 次"蝴蝶扇翅"。当你身体平静下来后再停止。

② 呼吸放松

调节呼吸放松法是指一种通过呼吸调节能缓解紧张情绪的方法。

步骤：

第一步：吸气。缓慢并深深地按"1—2—3—4"吸气,约 4 秒钟使空气充满胸部。呼吸应均匀、舒适而有节奏。

第二步：抑制呼吸。把空气吸入后稍加停顿,感到轻松、舒适、不憋气。

第三步：呼气。要自然而然地,慢慢地把肺底的空气呼出来。此时,肩膀、胸,直至膈肌等都感到轻松舒适。在呼吸时还要想象着将紧张的感觉徐徐地释放出来。注意放松的节拍和速度。

以上三个动作连续做 10 遍,会使呼吸变得自然而均匀;又做 10 遍会使你欢快舒畅而又心情平静;再做 10 遍会使呼吸缓慢深长而又充分放松。

③ 右手捏压力球

研究发现,只要人们用右手持续用力地挤压压力球 45 秒,同时将注意力集中在右手,就能有效地刺激左脑额叶,而活跃的左脑额叶会让人变得更大胆、更敢于直面问题。因此,我们可以准备一个有弹性的小球,大约手掌大小,当你觉得有压力的时候可以试试看,也许当你觉得困难多、问题大的时候,通过捏压力球的方式,内心不再那么恐慌,而变得更愿意去挑战困难。

（2）建立"快乐储蓄罐"

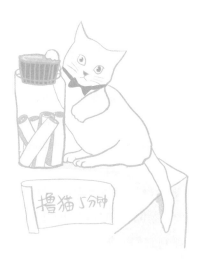

在小纸条上分别写下做了会让自己愉快的事情,简单易行,同时不需要花很久时间（5~10 分钟）就能做的事情。然后,将小纸条放入一个盒子或罐子里,每天随机抽取一个尝试做一下,让自己开心一下。比如你可以写"侍弄花草""发呆 5 分钟""逗逗小宠物""抬头看看蓝天""跳绳"等。最重要的是每天都坚持花比较短的时间来愉悦自己。当储蓄罐中的快乐行为积累越多,那么你也越来越懂得爱护愉悦自己的方法,长久的坚持必然带来身心的改善。

（3）取悦你的"五感"

嗅觉:使用你最喜欢的香皂;点燃薰香或香薰蜡烛;打开一包咖啡,吸入它的香气;在你的家具上点一些柠檬油;将香茅油或桉树油放入室内的小碗中。

视觉:夜间看星星;看你喜欢的一本书中的插图;买一束漂亮的花;看向房间中的某处空间;点燃蜡烛看奔腾的火焰。

听觉:听舒缓或振奋的音乐;注意大自然的声音(波涛声、鸟鸣、落雨声、叶子"沙沙"声等);注意城市的声音;唱你最喜欢的歌曲。

味觉:吃一些你最喜欢的食物;吃自己最喜欢的点心;吃一些童年最喜欢的食物;在冰淇淋店选最喜欢的口味。

触觉:享受一个长时间的热水澡或淋浴;抚摸你的宠物狗或猫;泡泡脚,做个按摩;将乳液涂满全身;在额上做冷敷;窝在家中一把舒适的椅子里;穿一件让你感觉愉快的上衣或衬衫。

（4）每天保持30分钟运动

研究表明,定量的运动不仅能够刺激内啡肽的释放,还能对交感神经系统有一定的抑制作用。最重要的是每天坚持,对于之前从未运动或者很久不运动的人来说,一开始可以每天先做5分钟的运动,然后短时间、小幅度地逐日递增,最好在固定的时间段,便于养成习惯。三四天后逐渐增加到10分钟,再到15分钟,最终达到30分钟的时间。我们也可以借助各种运动类的APP,选择适合自己的运动并达到较好的效果。如果本身身体状况欠佳或年龄偏大,可以选择适合老年人的、静态的、缓慢的运动,如太极拳、八段锦等传统中医养生功法;如果体力和健康状况允许,可以选择长跑、骑自行车、跳绳等运动。总之,在不断的尝试中可以找到自己喜欢的运动,并且享受运动带来的快乐。

自我保护营 懂得自我保护才能更好地照护他

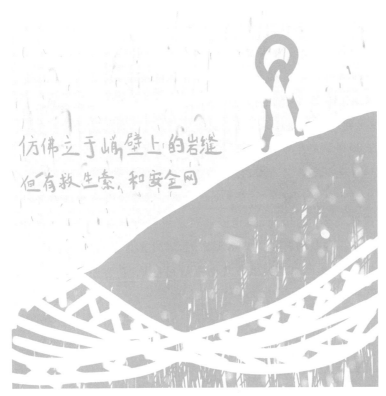

仿佛立于峭壁上的岩缝
但有救生索.和安全网

《挑战与盟友》

绘画者:籽茵(双相情感障碍经历者)

过去,我经历了很多挑战;未来,或许也有很多挑战在等着我。可是现在的我满怀理解、宽容和支持,我相信这些挑战会成为自我成长道路上的盟友。

学会"先给自己戴上氧气面罩"

刚结束上一站"心理关怀营"的课程,陆阿姨抹了抹眼角的泪水,不禁拍起手来:"儿子生病之后,我已经习惯了以孩子为中心的生活,早就把自己忘在九霄云外了,从来没想过自己也可以给自己心理支持。现在想想这样的自我心理关怀真的是又必要、又重要,太值得……"

话还没说完,陆阿姨就被窗外一阵刺耳的电钻声打断,原来是旁边的装修施工队开始了工作。陆阿姨不由得深深皱起眉头:"啊呀! 我现在真是听不得这声音。我家儿子有时候不知怎么地,突然就发起脾气来,像变了一个人,在屋里看到什么砸什么。有一次还拿起家里的电钻对着我们,谁都不让靠近。我知道那是生病的缘故,但每到这个时候我都感觉又害怕、又痛心。我多想抱住他一起痛哭一场,但我却连靠近都不能靠近他一下。"

训练师走过去轻轻关上了房间的窗户,装修的噪声被隔绝不少。"听起来这给您带来很大的困扰,我也能够理解您身为母亲关心儿子的心情,但在孩子情绪失去控制的时候还贸然去靠近,肯定是件很危险的事情。飞机上有句安全提示是'先给自己戴上氧气面罩',同样地,身为照料者,我们也应该时刻把保护自己放在首位。"

在这一营点,我们将会带领陆阿姨学习"硬核"的自我保护知识,包括:精神障碍患者在疾病发作期间可能出现的危险行为、暴力行为的先兆症状、预防和应对暴力风险的小妙招等。相信在掌握了这些自我保护技巧后,"陆阿姨们"在照护过程中一定会更加有信心。

一、提高自我保护意识是照护他人的前提

陆阿姨作为一位母亲，有着最真挚的爱子深情，习惯把儿子的喜怒哀乐放在首位。训练师表示很能理解这种心情，但在"家庭训练营"里，希望陆阿姨能够学会放下以往"自我牺牲式"的照料观念，将自我保护意识提升到第一位。下面的提议，是陆阿姨需要用心阅读体会的。

精神障碍患者的康复之路往往漫长而艰辛的，照料也并非是一朝一夕的事情。在长期的照料过程中，照料者可能会遇到一些由于疾病复发等造成的"至暗时刻"。或许是精神障碍患者让人心惊胆战的言语恐吓，或许是突如其来的拳打脚踢，甚至是像陆阿姨的儿子精神障碍急性发作时那样手持电钻的威胁……

当这样的危险发生时，痛心、害怕、无助难免笼罩在我们的心头，但请始终牢记：做一位"先给自己戴好氧气面罩"的照料者。

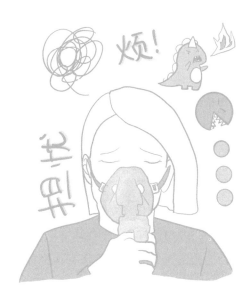

❶ 面对危险，请把保护自己放在首要位置

"在帮助别人前，请自己先戴好氧气面罩"，这句话我们都并不陌生，它是我们乘坐飞机时安全演示中的提醒。在危险发生时，唯有自己先戴上氧气面罩，我们才能保证顺利帮助其他人戴上面罩。精神障碍患者不可预测的暴力行为，可能会让我们突然处于各种危险之中，身为照料者，无论什么时候，我们都需要把保护好自己置于首位。

❷ 懂得自我保护才能更好地照护精神障碍患者

或许我们对照护精神障碍患者的生活小技巧都已经熟门熟路，但却时常忽略自我保护的重要性。照料者往往高度参与精神障碍患者的日常生活，是至关重要的角色。然而，当暴力风险发生时，照料者也可能是最先受到伤害的人。

因此，在为精神障碍患者提供照护的同时，我们也应该好好保护自己。如果我们自己因为患者的攻击而受伤，那么精神障碍患者的后续照护工作就更加难以保障。只有先照顾和保护好自己，我们才能保证更为长期的照护。

二、作为照料者，我可能会遇到的风险

面对风险最大的挑战是其中的未知性，对陆阿姨而言，如果能够提前了解自己在照料儿子的过程中可能遇到的具体风险，对于日后识别风险、应对风险都会有很大帮助。那么这里就让训练师来帮助大家梳理一下照料者可能遇到的风险。

精神障碍患者的危险行为是指由于精神症状影响或严重精神刺激等原因，突发的自杀、自伤、伤人、毁物等冲动行为，其中以攻击行为较为突出。精神障碍患者的危险行为往往是强烈的攻击性伤害或破坏性行为，会对攻击对象造成不同程度的伤害，可能致伤、致残，甚至危及生命。

在照护精神障碍患者的过程中，我们可能遇到的风险主要包括以下三种。

① 言语攻击

即口头攻击,常见的言语攻击包括谩骂、威胁、讥讽、嘲笑等。精神障碍患者可能使用侮辱歧视性的语言、表情,致使他人的精神和心理上遭到侵犯和损害。

② 肢体攻击

即身体的攻击,使用身体的特殊部位(例如手、脚)以及利用武器对他人、自身或环境实施攻击。精神障碍患者常见的肢体攻击包括抓、打、踢、咬、吐口水、破坏物品等。陆阿姨的儿子拿家里的电钻对着家人的表现就是一种肢体攻击。

③ 精神攻击

又称"软暴力",常见的精神攻击包括训斥、羞辱、冷漠、过度役使,往往容易被忽视。当精神障碍患者以精神攻击作为武器,身为照料者的我们或许不会被打到鼻青脸肿,但也足以让我们在心灵上伤痕累累。

以上是我们在照护精神障碍患者过程中可能遇到的主要风险。危险行为并非精神障碍自身的症状,精神障碍患者出现危险行为,多半是受症状的支配而失去自我控制。有关资料报道,精神障碍患者的危险行为以严重精神障碍较为常见,发生率约为 10%。精神分裂症患者的危险行为发生率较高,其次为躁狂症、精神发育迟滞等。

值得一提的是,经过有效治疗,在患者症状得到控制后,精神障碍患者的危险行为发生率并不比正常人高。大部分的情况下,精神障碍患者并不会出现危险行为而伤害他人,因此,照料者也不必对此过于担心和忧虑。

三、精神症状支配下,他何时容易出现危险行为

陆阿姨知道,儿子不是故意做出对着家人挥舞电钻这样危险的事情的,而是被精神症状影响了。她真的想知道儿子究竟什么时候会被症状

影响,做出危险的举动。如果您也和陆阿姨有着同样的困惑,希望身边有这样的情况发生时能正确应对,那么可以听听训练师下面的介绍。

精神障碍患者的危险行为往往受到特定的精神症状支配,主要包括下面五种。

① 幻听

包括评论性幻听、命令性幻听等,其中最危险的是命令性幻听,这种幻听生动具体、来去突然,内容大多具有威胁性、危险性,且时间上具有不可预测性,而且精神障碍患者往往对此难辨真伪、绝对服从。作为照料者,我们应当对此类症状高度重视。

② 妄想

包括被害妄想、钟情妄想、嫉妒妄想等。其中以被害妄想最为常见,多数患者采取忍耐、逃避态度,少数患者会对他的"假想敌"主动攻击。作为照料者,我们应当通过与精神障碍患者的日常沟通了解清楚患者的妄想对象,并尽量让此对象远离患者。

③ 抑郁情绪

精神障碍患者在不同时期都可能出现情绪低落、悲观厌世的情况。作为照料者,我们特别需要注意:有一部分自杀成功的患者是在恢复期实施自杀行动的。可能是由于患者在精神症状消除之后,对自己的精神障碍背上了沉重的思想包袱,感到走投无路。照料者应当防患于未然,及时发现患者的心理困扰,试着与患者谈论他们的感受和情绪,认真聆听他们的诉求,让他们感到被理解和支持。必要时我们可以陪同患者寻求专业心理治疗师的帮助。

④ 药源性焦虑

抗精神疾病药物可能引起莫名的焦躁不安、手足无措,伴心慌、出汗、恐惧等,这些表现多为发作性,多发生在下午到傍晚时分,或者打长效针剂以后的 2～3 天。作为照料者,我们可以提前咨询医生,当患者有此类症状发作时可给其服用小剂量的安定类药物。

⑤ 极度兴奋

有些患者的精神症状表现为严重的思维紊乱、言语杂乱无章、行为缺乏目的性,可能出现自伤或者伤人毁物。此类兴奋躁动是持续性的,最根本的办法是在临床医生指导下使用大剂量、具有强烈镇静作用的药物来控制兴奋。

四、暴风雨来临前夕,哪些迹象表明我可能遇到风险

> 说起暴雨的预兆,陆阿姨很有生活经验:闷热的空气、密布的乌云、沉闷的雷声,这都说明可能要下大雨了。训练师补充道,那和下暴雨一样,大多数情况下患者危险行为的发生也是有迹可循的。如果遇到下面这些风险预警信号,请大家一定要多多留心。

精神障碍患者的危险行为往往如同暴风雨一般,突然发生、难以预料。但在多数情况下,精神障碍患者因幻觉、妄想等精神症状加重而产生的危险行为,也是有迹可循的。以下迹象表明我们可能遇到了风险。

① 行为方面

兴奋激动可能是精神障碍患者出现危险行为的前奏。患者早期的兴奋行为具体表现为踱步、动作增多、不能静坐,还可能包括眼露凶光、双唇颤抖、咬紧牙关、敌意的面部表情,伴以持久的盯视、呼吸增快、双拳紧握等。

② 语言方面

患者在出现危险行为之前可能有语言方面的表达,包括威胁真实或想象中的对象、提出一些无理要求、强迫他人注意、大声喧哗等。具体表现为提高嗓

门、讲话含混不清、言辞具有攻击敌意（嘲讽、辱骂、诅咒或威胁）等。

③ 情感方面

精神障碍患者发生危险行为往往意味着其在情感方面也失去控制，主要表现为愤怒、紧张、忧伤不安、易激惹、异常焦虑、异常欣快、激动和情感不稳定等。此外，精神障碍患者不寻常的安静或暴躁都值得引起照料者的注意。

④ 意识状态

精神障碍患者发生危险行为时在意识方面表现为思维混乱、精神状态突然改变、定向力缺乏等，记忆力损害也提示危险行为可能发生，照料者们也应当高度重视。

学会发现精神障碍患者危险行为的先兆对于照料者的自我保护至关重要。一旦发现以上危险行为的先兆，作为照料者，我们首先一定不能慌张，任何尖声惊叫或是突然大幅度的动作都可能会刺激患者。为避免患者受到惊吓，我们应保持沉着、冷静，注意密切观察精神障碍患者的状态变化，及时寻求帮助。

五、当他出现异常表现时，我可以做些什么

虽然陆阿姨了解了上面讲到的危险行为发生前的信号，但她又表示有时候自己即使发现儿子的言语、行为表现不太对劲儿，也觉得无计可施，似乎只能看着潜在的风险发展成事实。大家是不是和陆阿姨一样，也有这样的无助感，甚至感到害怕呢？

训练师告诉陆阿姨，我们有很多行之有效的应对措施，这里分享一些与言语、行为表现等特征相对应的处理方法，供大家参考。

不同精神障碍患者在发生危险行为前表现出的症状也存在差异，当精神障碍患者出现兴奋躁动、行为紊乱、疑病、妄想、幻听等不同的症状时，我们可

以做些什么来尽可能降低危险呢?

①　当他出现兴奋躁动、行为紊乱时,我们可以这样做

(1)保持环境的安静,尽可能减少外部环境对精神障碍患者的刺激,以缓解患者的症状。

(2)采用笔谈方式代替语言沟通。通过纸笔或其他书写工具,使得患者能够用书写的方式表达自己的想法和情感,帮助我们和患者进行有效的沟通和交流。在进行笔谈之前,我们可以向患者解释为什么需要进行笔谈,提出要沟通的话题和问题,并鼓励患者表达自己的想法和情感。需要注意的是,语言表达应简明扼要、清晰明了,避免使用模糊、复杂的词语。

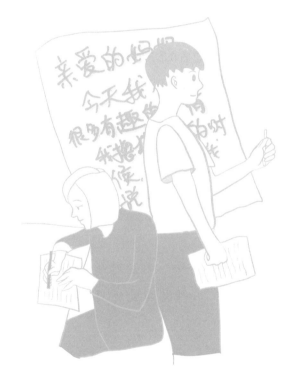

(3)保持冷静,不要惊慌失措,以免加重患者的症状。采用耐心倾听、理解和引导的方式,语气应平和,以安抚患者为主,避免争执和指责,不急躁,等待药物起效。

(4)引导精神障碍患者做一些感兴趣的活动,例如听音乐、唱歌等,帮助患者平静下来。

②　当他出现疑病、妄想时，我们可以这样做

（1）交流时不要和患者争议内容的真实性，也不要附和患者，以防加强病态信念。

（2）保持中立态度，关注精神障碍患者当下的情绪反应，不批判、不肯定、不否定，多共情。

（3）引导患者安排充实的生活，通过转移话题或注意力的方式，让患者逐渐脱离病态信念，回到现实世界。

③　当他出现幻听时，我们可以这样做

（1）将患者带到安静的环境，给一杯温水或者用冷毛巾敷脸。尽量减少外界噪声和干扰，以避免加重患者的幻听症状。

（2）不要与患者争论声音或者妄想内容的真实性，尽量理解患者的感受和想法。

（3）耐心倾听患者的诉说，并针对性地作出解释。提供一些现实的信息，比如告诉患者当前所处的时间、地点，周围的人物等，以帮助患者从幻听中回归现实世界。

（4）安排患者平时感兴趣的活动，分散其注意力，减弱幻听的频次。

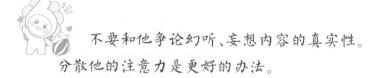

不要和他争论幻听、妄想内容的真实性。
分散他的注意力是更好的办法。

④　当他出现情感淡漠时，我们可以这样做

（1）为患者安排一定量的家务劳动。鼓励患者参与社交活动（如聚会、户外活动等），帮助患者重新建立社交联系。

（2）主动关心患者，通过与患者谈论他们感兴趣的话题，或者提供一些令患者感到愉悦的活动，鼓励并带动患者与社会环境保持联系（如读书、看报、运动、旅游、走亲访友等）。

（3）对于患者的优点、成就和进步，进行及时的表扬和鼓励，适度采取奖惩措施。

⑤ 当他出现抑郁、自责时，我们可以这样做

（1）用心倾听、理解和接纳患者，让患者的情绪得到宣泄，并给予充分的支持和鼓励。

（2）耐心解释疏导，态度和蔼，交谈中避免容易引起误解的表述。

（3）鼓励、陪伴患者重塑信心。鼓励患者参加一些有趣的活动，例如散步、阅读等，来分散注意力、减轻症状。

（4）关注患者的情况，包括症状的变化和严重程度。如果症状持续或加重，我们需要及时联系专业医生进行评估和治疗。

⑥ 当他出现消极、自伤、自杀行为时，我们可以这样做

（1）最好一直陪伴在患者身边，时刻注意其言行，如与周围人告别、情绪突变等反常表现。

（2）妥善保管可能用于自杀、自伤等消极行为的物品，如刀具、绳索、药物等。

（3）经常鼓励患者，帮助患者树立生活的信心，进而降低患者发生自杀行为的风险。

（4）消极言行是一种严重的精神症状，如病态的自杀念头久久未能解除，或已经发生消极行为，应立即送医院抢救诊治，亦应报告居委干部、社区民警和社区医生等人员，动员社会力量共同参与，以防悲剧发生。

（5）如若患者已经发生自伤或自杀行为，并存在明显的生命危险（如出现大量出血、呼吸困难等紧急情况），应当立即送往综合性医院急诊科进行抢救和治疗。如若患者的自伤或自杀行为没有出现明显的生命危险，根据《精神卫生法》第三十条规定（诊断结论、病情评估表明就诊者为严重精神障碍患者并已经发生伤害自身的行为，或者有伤害自身的危险的，应当对其实施住院治疗），此时应将患者送往精神卫生专科医院接受进一步的评估和治疗。

他自杀或自伤时,有生命危险的建议送综合性医院急诊,无生命危险的送精神专科医院。

六、风险突如其来,这些自我保护小技巧需要牢记

通过前面的了解,陆阿姨的自我保护意识已经有所提高。那落实到具体的行动方面,就由训练师来再介绍一些实用的自我保护的小妙招吧!

普通人也可以了解这些知识,一旦遭遇类似危险行为,可以正确有效地保护自己。

在精神障碍患者的攻击方式中,以徒手攻击最多,如手脚并用、拳打脚踢、咬伤、抓伤等;其次为生活用品攻击,还有使用危险品,如筷子、砖头、木棍等。遇到精神障碍患者突然出现此类危险行为,此时我们可以:

① 马上寻求帮助

当精神障碍患者即将出现或已经出现危险行为时,照料者应立即向能够帮助自己的人(如居委干部、助残员、楼组长、社区医生和社区民警等)寻求援助,以保证自身安全、尽快控制场面。如果患者已经发生伤人毁物,我们亦应该及时报警,并将患者送往医院。

② 保持安全距离

精神障碍患者发生危险行为的场面往往具有较强的攻击性和破坏性,这对于照料者,尤其是初次处于危险行为环境中的照料者,以及可能正好处于场景中的邻居、同事、路人而言,都是个不小的挑战。

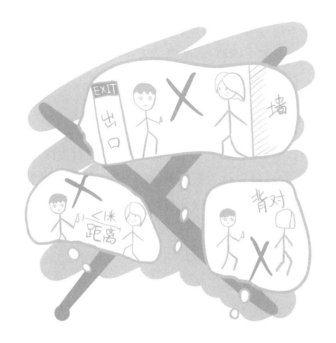

此时，我们应当注意与发生危险行为的精神障碍患者保持安全距离（1米左右），侧身面对患者（勿背对患者），双手屈曲于胸前，便于及时保护自己。避免站在角落位置或贴墙站，不可使患者位于出口路线上，以免后退之路被堵。

在患者手持凶器或杂物时，身为照料者，我们应当保持高度警惕，不要试图强行夺取危险物品或以武力控制患者，以免激起患者的伤人行为。而应该采用真诚的语言安抚、劝导患者将危险物品放在一旁，然后将其移开。

③ 积极与患者交谈

当危险行为发生时，由于患者精神活动异常，我们与患者的沟通难度更大。在保证安全距离的前提下，我们需要充分尊重、关心、理解患者，以真诚、平等、主动的姿态，通过积极与患者交谈，了解患者攻击行为的原因，并安抚患者的情绪，以保持有效沟通。

需要注意的是，在沟通过程中，我们不应批评精神障碍患者或与其争辩，同时应避免流露紧张和害怕的情绪。而应以真诚、支持、接纳的态度，表达出对患者行为的理解、对其安全的关心。在沟通中也应注意语言尽量简洁清晰、语调保持温和，并适当提醒患者危险行为的后果。

可以鼓励患者用言语表达其困扰、愤怒等情绪,采用其他合理的方式宣泄不满情绪。劝说其放下凶器,适度满足患者的部分合理要求,以减轻患者的激动程度,自行停止危险行为。

④ 保证适宜环境

喧哗拥挤的环境往往使患者心情烦躁,诱发危险行为的发生。为减少外界环境的刺激作用,在危险行为发生时,我们应尽量避免嘈杂,及时关闭电视、音响等音源,维持周围环境的安全与安静。

七、防患于未然,将风险控制在萌芽状态

风险预防渗透在日常生活的角角落落,其实陆阿姨平时就可以在家里多加观察,及时消除化解与危险行为发生有关的隐患。这里训练师就给大家介绍一些风险预防的小妙招,小小的改变说不定可以在关键时刻帮大忙哦!

精神障碍患者的危险行为无论是对患者自身、家人,还是其他人群都可能构成威胁和危险,因此,对精神障碍患者进行风险预测十分重要。调查资料显示,危险行为发生与精神障碍种类、精神症状表现以及患者既往有危险行为史等因素关系密切。

① 识别导致危险行为的危险因素

(1)既往曾经出现过危险行为,或者有攻击语言,威胁、损害财物的行为,以及合并有酒精、毒品依赖。

(2)拒绝住院治疗,或治疗态度消极,服药不配合,兴奋躁动,易激惹,情绪不稳定。

(3)年轻、男性,诊断为精神分裂症。

(4)有不良教养方式,或受父母虐待等家庭环境影响。

（5）危险行为出现之前，患者常常有行为改变、言语偏激，或危险行为倾向反复出现。

（6）住院治疗的急性精神障碍患者，其危险行为高峰期集中在入院后 2 个月内和病情尚未得到控制的情况下。

作为与精神障碍患者联系紧密的照料者，对患者进行风险预测离不开我们的细致观察。我们在与精神障碍患者日常相处的过程中如果能及时观察到患者情绪、言语或行为反常的征兆，对患者潜在的危险行为进行预见，多方面采取及时有效的防范措施，可尽量将患者的危险行为消除在萌芽状态，或将风险降至最低。虽然少数患者确有反复危险行为的倾向，但是我们如果能够采取合理的预防措施，并学会自我保护，也可以将危险性降到最低。

❷ 预防危险行为发生的小妙招

（1）保持环境适宜

对于精神障碍患者的常住环境，照料者应注意加强环境安全管理。室内布置要简洁方便，墙上无钉子、拉绳等危险物品。妥善保管居所中的锐利物品等危险器具，谨慎让患者使用剪刀、打火机等。此外，我们也应在平时便尽量为患者提供光线、温度适宜且整洁的环境，以减少周围环境的刺激，让患者感觉舒适，稳定其情绪。

（2）密切观察病情变化

由于精神障碍的特殊性，患者自知力有限，可能无法意识到自己病情的变化，照料者往往是最能够尽早发现患者的情绪、言语、行为等方面异常的重要角色。或许是患者不同以往在客厅的反复踱步，或许是凌晨 3 点在房间内的自言自语，精神障碍患者许多细微的病情变化都需要照料者的密切观察。

作为照料者，当我们发现患者的这些异常，可以在其处于稳定状态时与患者共同讨论。通过采用不带评判性、不具威胁性的方式表达我们对患者病情变化的担忧，例如"我注意到你最近的情绪有点低落"，通过讨论让患者本人了解我们的关心和担忧，也让我们更好地了解患者自身对这些表现的理解和看法。如果我们注意到精神障碍患者在之前发生危险行为时也出现过类似的表现，可以与患者讨论这一点，以便及时采取有效的防范措施。

此外,药物治疗是有效控制和减少精神障碍患者危险行为发生的关键。在患者出现复发的倾向或危险行为的征兆时,我们也应当及时告知医生,以便调整药物、控制病情。

(3) 关心和鼓励患者

许多危险行为的发生是由于周围人对精神障碍患者的不尊重、不理解,甚至指责、谩骂引起的。照料者的支持和鼓励对患者情绪的稳定十分重要,在照护精神障碍患者的过程中,照料者应注意多关心、多安慰、多鼓励患者。在交流过程中注意平视患者的眼睛,让患者感受到自己是被尊重的。避免刺激性言语或是威胁性、紧张性或突然性的姿势,以免引起患者的误会。

(4) 提高患者的自我控制能力

在患者的情绪状态较为稳定时,作为照料者,我们可以通过与患者沟通、商量,帮助患者学习控制危险行为的技巧。此外,我们也可以鼓励患者采用正确的方式表达想法,学会运用适当的方式表达和宣泄情绪,如唱歌、运动、捶沙袋、枕头、棉被,撕纸等。

在日常生活中,我们应当关注患者的健康和积极行为,而非频频提起患者过往的症状表现或危险行为史。通过适当鼓励精神障碍患者做一些他们擅长或者感兴趣的事情,进而帮助患者获得信心,让患者相信自己有控制行为的能力。

(5) 减少诱因

作为照料者,我们应尽量避免患者接触到日常言语中的攻击对象,以免激起患者的危险行为。尽量避免患者参与一些竞争性的文娱活动,如下棋、打篮球等。

(6) 设立紧急方案

在精神障碍患者病情较为稳定时,我们不妨试试与患者共同讨论一套紧急方案,即"如果他们的病情急性发作,我们可以怎么做",了解患者本人的想法通常可以帮助我们制定更加合适的应对方案。在制定紧急方案时,可以考虑以下内容:列出可能发生的紧急情况,并根据不同的紧急情况,制定相应的应对方案并与患者一起讨论。随着患者病情的变化,紧急情况和应对方案也需要及时更新,以确保方案的有效性和实用性。详见下页表填写示例(小 A 病情急性发作的紧急应对方案)。

病情急性发作时的紧急应对方案(示例)

制定者	照料者陆阿姨、陆阿姨的儿子小 A		
制定日期	年 月 日	更新日期	年 月 日
紧急求助信息 （如：可求援对象的联系方式等）	全科医生,联系电话××××××× 社区民警,联系电话×××××××		
可能发生的紧急情况 （如：出现抑郁加重、自伤、自杀、攻击行为等）	小 A 在家中打砸,挥舞电钻		
紧急程度	★★★★☆		
应对方案			
方案实施者	照料者陆阿姨		
具体行动步骤	1. 呼叫紧急救援,寻求精防人员或社区民警等人员的帮助,协助制止小 A 的攻击行为。如果小 A 处于危险状态,立即拨打急救电话或就近将患者送往精神卫生专科医院。 2. 保持冷静,不激怒患者,不与小 A 对抗。 3. 与小 A 保持一定距离,尽可能远离危险区域。 4. 共同协作,劝说小 A 尽快切断电钻电源,并放下电钻,防止伤害其他人或自己。 5. 在处理紧急情况后,及时检查家中的危险品,将电钻妥善置在小 A 无法轻易获取的地方。		

此外,将可求援对象的联系方式放在生活中随手可获得的地方也是个不错的方法,进而保证危险行为突然发生时,我们能够及时求助。

八、抚平身心之伤,主动寻求支持至关重要

在我们的身边,家庭、社区都有着丰富的资源,训练师鼓励更多的"陆阿姨"在照料之余,也要学会积极主动地寻求帮助和支持。

在照料精神障碍患者的过程中,我们时常倾向于将所有的时间和精力都

花在被照料者身上,而忽视了自己的安全和健康。照料精神障碍患者本身已经充满挑战,突如其来的风险更可能让我们猝不及防。危险行为发生后,无论是否受到身体上的伤害,我们都难免会出现委屈、紧张、恐惧、焦虑、失眠或抑郁等不良情绪。身体和心灵上的伤痕让我们照料精神障碍患者的过程似乎变得更为艰难、棘手,而这正是我们最需要帮助的时候。

身为照料者,在精神障碍患者发生危险行为后,请不要独自默默抚平我们的身心之伤。我们还有其他家人、朋友、社区专业工作人员可以帮助我们,主动寻求他们的支持对我们的身心健康极为重要。

如果有机会的话,不妨试试加入精神障碍照料者互助小组,与具有相似经历的精神障碍照料者们沟通交流,相互理解、支持、鼓励以及分享经验。通过支持性小组进行减压互助、照顾技能提升,缓解我们心中堆积的压力,这也是极好的自我保护方法。

此外,也可以充分利用下面"政策资源营"中介绍的各类支持资源。

政策资源营　加持元气满满的政策资源

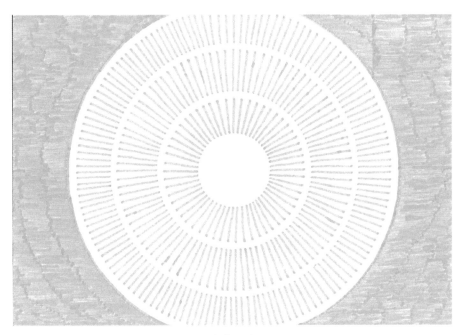

《生命之光》
绘画者：老陈（精神分裂症亲历者）

绿色就是我们的生命，阳光可以通过缝隙渗透到生活的每一个角落，我们能做的就是要寻找、利用好这些光。

"孤岛"中，别忘了还有各路支援

陆阿姨终于走进了我们"家庭训练营"的最后一站，她很是兴奋，因为她已经学习和了解了很多精神康复的技能。

但是最近陆阿姨又面临一个很现实的问题："儿子生病后就一直没有工作，要经常看精神科门诊，长期服药，偶尔还要住院。而我的退休金不高，基本刚好维持家里的日常开销，再加上我年龄也大了，偶尔我也要去看病，目前的生活、医疗各方面的负担真的是有点重，仅凭我个人的力量又很难解决。现在的我好像一直在一个孤岛，真的蛮希望能找到可以拉我一把、帮我一把的人。"

训练师拍了拍陆阿姨肩膀，说："陆阿姨，您并不是在孤岛上，您身边有很多可以利用的力量和资源。这些资源一直都有，那就让我带着您一起来打开这最后一站的大门了解一下吧！"

在这里，陆阿姨将系统了解上海现行的与精神障碍相关的主要法律法规、医疗保障、生活补贴、机构资源、心理援助热线等。这些政策资源也是为"陆阿姨们"和"儿子们"而特设的，也将助力他们家庭的成长之路。

一、那些与精神障碍相关的法律法规

陆阿姨表示,作为一个普通居民,平时很少接触或涉及法律知识,但是在儿子确诊精神障碍后,她认为了解学习一些与精神障碍相关的法律法规还是非常必要的。下面,训练师就有针对性地为大家介绍与精神障碍相关的法律法规吧!

① 《中华人民共和国精神卫生法》

2012 年全国人民代表大会常务委员会表决通过,自 2013 年 5 月 1 日起实施。作为发展精神卫生事业、规范精神卫生服务、维护患者合法权益的重要法律,精神卫生法的颁布填补了我国精神卫生领域的法律空白,是我国精神卫生领域具有里程碑意义的大事。该法共七章八十五条,主要包括:

(1) 精神卫生工作的方针原则和管理机制

(2) 心理健康促进和精神障碍预防

(3) 精神障碍的诊断和治疗

(4) 精神障碍的康复

(5) 精神卫生工作的保障措施

(6) 维护精神障碍患者合法权益

(7) 附则

② 《上海市精神卫生条例》

2001 年上海市人民代表大会常务委员会通过,2014 年进行修订,2015 年 3 月 1 日起施行。该条例共九章七十三条,主要包括:

(1) 总则

(2) 精神卫生服务体系

(3) 心理健康促进和精神障碍预防

（4）心理咨询机构

（5）精神障碍患者的看护、诊断与治疗

（6）精神障碍的康复

（7）保障措施

（8）法律责任

（9）附则

3 《中华人民共和国残疾人保障法》

1990 年全国人民代表大会常务委员会通过，2008 年修订并实施。该法是为了维护残疾人的合法权益，发展残疾人事业，保障残疾人平等地充分参与社会生活，共享社会物质文化成果，根据宪法而制定的法规。该法共九章六十八条，主要包括：

（1）总则

（2）康复

（3）教育

（4）劳动就业

（5）文化生活

（6）社会保障

（7）无障碍环境

（8）法律责任

（9）附则

4 《残疾预防和残疾人康复条例》

2017 年国务院常务会议通过，自 2017 年起施行。该法共六章三十六条，主要包括：

（1）总则

（2）残疾预防

（3）康复服务

（4）保障措施

（5）法律责任

（6）附则

⑤ 《残疾人就业条例》

2007 年国务院常务会议通过，自 2007 年起施行。该法共六章三十条，主要包括：

（1）总则

（2）用人单位的责任

（3）保障措施

（4）就业服务

（5）法律责任

（6）附则

⑥ 《中华人民共和国残疾人教育条例》

1994 年国务院令第 161 号发布，2011 年修订，2017 年再次修订施行。该法共九章五十九条，主要包括：

（1）总则

（2）义务教育

（3）职业教育

（4）学前教育

（5）普通高级中等以上教育及继续教育

（6）教师

（7）条件保障

（8）法律责任

（9）附则

⑦ 《中华人民共和国基本医疗卫生和健康促进法》

2019 年全国人民代表大会常务委员会通过，2020 年起实施，该法是我国卫生健康领域第一部基础性、综合性法律。该法共十章一百一十条。

（1）总则

（2）基本医疗卫生服务

（3）医疗卫生机构

（4）医疗卫生人员

（5）药品供应保障

（6）健康促进

（7）资金保障

（8）监督管理

（9）法律责任

（10）附则

二、关于监护、婚姻、生育等法律议题

接着上面的精神障碍相关的重要法律法规，训练师又告诉陆阿姨，还有几项重要的法律议题和生活密切相关，也是我们有必要知晓的。

① 关于监护责任

根据精神卫生法相关规定，精神障碍患者的监护人应当履行监护职责，维护精神障碍患者的合法权益。主要包括：家庭成员间应相互关爱，创造良好和睦的家庭环境；禁止对精神障碍患者实施家庭暴力，禁止遗弃精神障碍患者；提高精神障碍预防意识，发现家庭成员可能患有精神障碍的，应当帮助其及时就诊，照顾其生活；精神障碍患者出院，本人没有能力办理出院手续的，监护人应当为其办理出院手续；应当妥善看护未住院治疗的患者，按照医嘱督促其按时服药、接受随访或者治疗；应当协助患者进行生活自理能力和社会适应能力等方面的康复训练等。

② 患者能否结婚

2021年1月1日施行的《民法典》第1046条规定："结婚应当男女双方完全自愿，禁止任何一方对另一方加以强迫，禁止任何组织或个人加以干涉。"

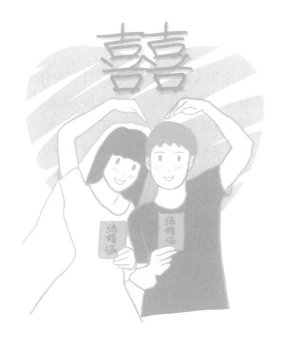

第 1053 条规定"一方患有重大疾病的,应当在结婚登记前如实告知另一方;不如实告知的,另一方可以向人民法院请求撤销婚姻。"这样规定是为了尽可能保障公民的婚姻自主权。

虽然《民法典》中没有明确指出"重大疾病"具体包括哪些,但是在 2017 年修订的《中华人民共和国母婴保健法》第 8 条中规定"婚前医学检查包括对下列疾病的检查:(一)严重遗传性疾病;(二)指定传染病;(三)有关精神病。"第 9 条规定"经婚前医学检查,对患指定传染病在传染期内或者有关精神病在发病期内的,医师应当提出医学意见;准备结婚的男女双方应当暂缓结婚。"第 38 条指出"有关精神病,是指精神分裂症、躁狂抑郁型精神病以及其他重型精神病。"

从上述相关法律中,我们大致可以知道精神障碍患者有权过上正常的婚姻家庭生活,但是婚姻是建立在双方知情、自愿基础上的。在发病期内不能结婚,其他状态下没有硬性规定,尽量是在病情稳定一段时间后再决定婚姻事宜,千万不能在婚前跟对方隐瞒病情。此外,作为精神障碍患者的配偶可能要付出更多,所以婚前要认真思考是否能够承担这份责任,协助患者共同走上复元之路。

❸ 患者能否生育

2021 重新修订的《中华人民共和国人口与计划生育法》第 17 条规定"公民有生育的权利,也有依法实行计划生育的义务,夫妻双方在实行计划生育中负有共同的责任。""国家提倡一对夫妻生育三个子女。"第 30 条规定"国家建立婚前保健、孕产期保健制度,防止或者减少出生缺陷,提高出生婴儿健康水平。"因此,国家没有法律禁止精神障碍患者生育,但是作为患者和照料者,在决定生育前尽量要想明白以下内容:

(1) 部分精神障碍具有遗传倾向。据调查,单亲患精神分裂症者,子女患病的概率为 10%～20%,双亲均患精神分裂症者,子女患病的概率高达 50%。

(2) 日常抚养照料孩子需要花费很大的时间、精力、财力,且部分精神障碍患者在发病期间会自顾不暇,在抚养照料孩子上会面临很多压力。

(3) 部分精神障碍患者在急性发作期可能会出现一些怪异思维和行为,甚至会伤害到孩子。

(4) 随意停用精神科药物容易导致复发,在怀孕和哺乳期的药物服用一定要及时跟精神科医生沟通。

如果上述内容患者和配偶都已考虑到,那就根据自己的心意勇敢作出决定,做好身心各项准备工作。

❹ 患者犯罪是否承担刑事责任

精神障碍患者犯罪是否要承担刑事责任,我们来看看刑法是如何规定的吧。2020 年通过的《中华人民共和国刑法修正案(十一)》第 18 条规定:

精神病患者在不能辨认或者不能控制自己行为的时候造成危害结果,经法定程序鉴定确认的,不负刑事责任,但是应当责令他的家属或者监护人严加看管和医疗;在必要的时候,由政府强制医疗。

间歇性的精神病患者在精神正常的时候犯罪,应当负刑事责任。

尚未完全丧失辨认或者控制自己行为能力的精神病患者犯罪的,应当负刑事责任,但是可以从轻或者减轻处罚。

醉酒的人犯罪,应当负刑事责任。

因此,精神障碍患者只要涉及法律问题,一般都要进行司法鉴定,确认被鉴定人在案件当时的责任能力或行为能力。

⑤ 患者损害他人财物，是否要承担民事赔偿

根据《民法典》等相关法律条文规定，任何人（包括精神障碍患者在内）的行为使他人或社会集体遭受人身、名誉或物质损害，除法律规定可免除赔偿责任者外，都应当承担责任。即使精神障碍患者的破坏行为是在精神活动紊乱状态下造成的，也只能免除其刑事责任而不能免除其民事赔偿责任。这种赔偿包括经济赔偿、医药费、丧失劳动力的生活费与营养费、死亡者的丧葬费与死者承担抚养或赡养无劳动能力人的生活费等；致使他人名誉受损的，也应采取恢复名誉的措施。精神障碍患者自己有经济能力时，应当根据其具体情况对受害者酌情赔偿。对于没有经济能力的患者，应由其照料者和监护人代替患者承担赔偿责任。

三、就诊时，可以享受的医疗保障政策

医院门诊已成为陆阿姨和儿子经常"光顾"的地方了，虽然每次医疗费用支出不多，但是常年累月下来也让这个家庭颇感吃力。接下来，训练师给陆阿姨介绍了一些门急诊和住院可享受的医疗保障政策信息，如基本医疗保险、大病医疗保险及医疗救助等，相信这些资源可以帮陆阿姨一家的大忙。

① 城乡居民基本医疗保险

缴费期：每年 10～12 月，中途参保人员会有 3 个月等待期。

缴费额：重残人员的参保资金，按照规定的年龄段筹资标准，由残疾人就业保障金全额承担。

就医管理：参保人员持社会保障卡或者医疗保险卡、上海市基本医疗保险门急诊就医记录册及相关凭证就医。

（1）门急诊待遇

一年内医疗费累计超过起付标准的部分,由城乡居民医保基金按照一定比例支付,剩余部分由个人自负。

起付标准:60周岁及以上人员、重残人员以及中小学生和婴幼儿为300元。

门急诊医保支付比例

就诊门急诊的机构类型	城乡居民医保基金支付比例
社区卫生服务中心或一级医疗机构	70%
二级医疗机构	60%
三级医疗机构	50%
村卫生室	不计入起付标准,由城乡居民医保基金支付80%

（2）住院医疗待遇

超过起付标准的部分,由城乡居民医保基金按照一定比例支付,剩余部分由个人自负。

起付标准:一级医疗机构50元,二级医疗机构100元,三级医疗机构300元。

住院医保支付比例

年龄段与机构类型		城乡居民医保基金支付比例
60周岁及以上人员,以及重残人员	社区卫生服务中心一级医疗机构	90%
	二级医疗机构	80%
	三级医疗机构	70%
60周岁以下人员	社区卫生服务中心一级医疗机构	80%
	二级医疗机构	75%
	三级医疗机构	60%

（3）帮扶补助

参保人员中的重残人员(指具有本市户籍,年满16周岁,持有《中华人民共和国残疾人证》并符合本市重残标准的无医疗保障人员)在门急诊和住院起付标准内予以全额补贴。

② 大病医疗保险

适用对象：本市城乡居民基本医疗保险的参保人员均适用于城乡居民大病保险。居民个人无需另行缴费，发生的符合居民大病保险支付范围的自负费用，可通过报销形式享受居民大病保险。

报销范围：精神分裂症、抑郁症（中度、重度）、躁狂症、强迫症、精神发育迟缓伴发精神障碍、癫痫伴发精神障碍、偏执型精神病 7 种精神障碍能办理。

报销比例：参保居民在本市医保定点医疗机构发生的、符合本市基本医疗保险结算范围的费用，经基本医疗保险结算后，在基本医疗保险政策范围内个人自负费用，由居民大病保险资金报销 60％，本市低保、低收入家庭成员报销 65％。

陆阿姨儿子初次在精神卫生专科医院就诊时，医生就告知需要具备 2 个条件：需有复核诊断为上述疾病或开具疾病证明者，上海城镇医保卡。

③ 医疗救助

救助对象：城乡最低生活保障家庭成员（以下称"低保对象"）；城乡低收入困难家庭成员（以下称"低收入对象"）；支出型贫困家庭成员；经市政府批准的其他符合医疗救助条件的对象（以下称"特殊救济对象"）。具有上述类别的多重身份的救助对象，按照"就高不重复"原则实行救助。

医疗救助不设年度救助起付标准，降低医疗救助门槛，实施分类设定医疗救助比例及年度救助限额。

医疗救助

年龄段与机构类型		给予符合规定的自负费用救助比例
住院救助	低保对象	90％
	低收入对象	80％
	支出型贫困家庭成员	50％～70％
门急诊救助	低保对象	60％
	低收入对象	50％
	支出型贫困家庭成员	60％

年度救助限额动态实施调整机制,具体调整内容及限额标准,由市医保局会同市财政局研究制订并报市政府同意后执行。

四、长期服药时,可以申请免费药物

长期门诊配药对于陆阿姨的家庭来说确实是负担。但是先别急,其实政府有为精神障碍患者提供部分免费药物,这里就给大家介绍下免费服药政策吧!

① 服务目标

为本市无业、贫困精神疾病患者免费提供精神病治疗基本药物。

② 范围和对象

本市户籍人口中登记在册的无业、贫困精神病患者。其中无业精神病患者指经街道就业服务机构确认没有稳定劳动收入的;贫困精神病患者指经街道(乡镇)社会救助事务管理所核定并纳入城乡低保范围的人员。

③ 列入免费项目的内容

(1)纳入免费服药对象后所需的基本检查:心电图、血常规检查等。

(2)根据精神药物治疗常规要求,定期作必要的药物监测。

(3)具体实验室检查项目和频度如下:用药初始,每人进行一次肝功能、心电图、血常规检测;以后除服用氯氮平和奥氮平外(服用氯氮平或奥氮平可每月测一次血常规),每季度测一次血常规、肝功能、心电图。

(4)常用的国产治疗精神疾病药物,包括治疗药品和辅助治疗药品。初次列入免费提供的基本药物为:氯丙嗪、奋乃静、氯普噻吨、氯氮平、舒必利、氟哌啶醇、三氟拉嗪、五氟利多、癸氟奋乃静(针剂)、苯海索、阿米替林、丙米嗪、氯米帕明、马普替林、多塞平、碳酸锂、丙戊酸钠、卡马西平、地西泮、阿普唑仑、艾司唑仑等四大类21种药品。

4 医疗机构

（1）首次免费服药对象的确定由区精神卫生中心负责。

（2）复诊随访由区精神卫生中心或社区卫生服务中心负责。

5 申请步骤

本人或监护人提出申请，填写《上海市无业、贫困精神病人免费服药治疗申请表》

社区卫生服务中心受理、初审，报街道（乡镇）相关部门出证

社区卫生服务中心报区疾控精神卫生分中心确认

符合条件的服药对象，通知到指定的医疗机构体检

发放《上海市无业、贫困精神病人免费服药记录册》

免费服药患者凭《上海市无业、贫困精神病人免费服药记录册》到指定的医疗机构就诊

上海部分区免费药物种类多于21种，详情可咨询辖区精防医生或全科医生。

住院期间暂停提供免费服药，出院后仍可享受。

五、口服药物麻烦时，可以考虑长效针剂

陆阿姨告诉训练师："孩子每天口服药物确实很麻烦，容易忘，出远门还要带着，关键还要担心别人看到这个药品。如果能发明一种服用一次能管几天的就好了。"如果您也心怀跟陆阿姨一样的希冀，就来了解一下长效治疗药物。

为了进一步保障患者维持规律用药，简化治疗，预防复发，提高患者生活质量，减轻照料者负担，上海市卫生、公安、医保及财政等部门联合在全市推广长效治疗药物工作。

① 适用对象

同时符合以下条件的严重精神障碍患者：

（1）在本市登记在册并接受社区服务管理。

（2）经综合风险评估为高风险等级，或服药依从性差，或家庭监护能力弱或无监护。

（3）经医学专业评估符合使用长效药物适应证。

② 适用药物

纳入《上海市基本医疗保险、工伤保险和生育保险药品目录》的长效抗精神病药物（包括口服药物和注射针剂）。主要包括棕榈酸帕利哌酮注射液、癸氟奋乃静注射液、癸酸氟哌啶醇注射液、五氟利多片等口服药物和注射针剂等。

③ 治疗费用

费用报销实施"一站式服务"，除基本医疗保险、大病医疗保险支付部分外，患者自付部分由定点医疗机构先行垫付，无需患者再付。

④ 治疗形式

每月 1 次，一年接种 12 次针剂。如果至少连续 6 个月使用一月一针的长效针剂并且疗效稳定，可以在医生指导下换用 3 个月一针的长效针剂，让治疗更加简单化。

⑤ 申请流程

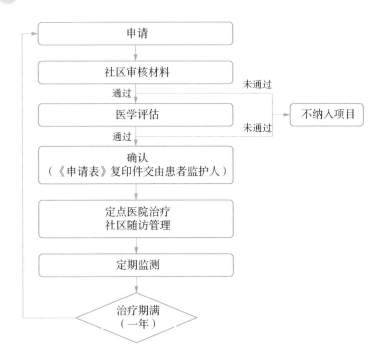

六、经济困难时，两项补贴或许有帮助

　　前面，训练师给陆阿姨讲了很多医疗或药物方面的福利政策，其实像陆阿姨这样经济困难的家庭，还可以申请经济援助，那便是困难残疾人生活补贴和重度残疾人护理补贴(简称"两项补贴")。

❶ 补贴对象和标准

（1）具有上海户籍。

（2）持本市核发的《中华人民共和国残疾人证》。

（3）符合下列"生活困难残疾人"或"重度残疾人"认定标准。

困难残疾人生活补贴	
对象范围	补贴标准
重残无业人员	每人每月 410 元
低保家庭中的残疾人	每人每月 410 元
低收入家庭中的残疾人	每人每月 290 元

重度残疾人护理补贴	
对象范围	补贴标准
残疾等级为一级的残疾人	每人每月 300 元
残疾等级为二级的残疾人和三级智力、三级精神残疾人	每人每月 150 元

注：同时符合上述"两项补贴"申领条件的残疾人，可同时申领。补贴具体标准今后将根据本市经济社会发展水平和残疾人生活保障需求、长期照护需求等因素适时调整。

❷ 申领办法

由残疾人向户籍所在地的街道（乡镇）社区事务受理服务中心或本市"一网通办"政务服务平台、移动端（如"随申办"APP、"随申办"微信小程序、"随申办"支付宝小程序等）、自助终端等渠道提出申请，填写审核表，并提供身份证、户口簿和残疾人证原件和复印件。需要经济状况核对的低收入家庭，申请人应当填写《上海市低收入困难家庭专项救助申请表》，相关部门进行经济状况核对。各项审核通过后由区民政局于每月 10 日前将补贴资金通过金融机构存入残疾人账户。

七、重残无业时，有三类补助可以选择

如果家中有重残无业人员，可以有选择地考虑申请：

1. 重残无业人员养老补助
2. 重残无业人员机构养护服务
3. 重残无业人员生活困难补助

① 重残无业人员养老补助

（1）受理条件：凡具有本市城镇户籍，年龄在 16 至 49 周岁，丧失劳动能力，不能通过劳动获取经济收入，靠亲属照料、享受政府发给最低生活保障金且从未参加过社会养老保险的人员均可参加本养老补助。

凡参加重残无业养老补助的人员，无论何时参加养老补助，本人缴费须满 5 年，年满 50 周岁后均可按标准逐月领取养老补助金，直至死亡。

（2）申请材料：本人的身份证、户口簿、残疾人证原件及复印件，一寸免冠照 2 张。

（3）办理程序

① 本人或监护人向户籍所在地街道（镇）社区事务受理服务中心或残联提出申请，填写《审批表》。

② 由街道（镇）残联进行初审后，将有关材料报区残联审核。

③ 经审核通过后，建立个人账户，按月交纳参补费用。

④ 50 岁后领取养老补助标准请咨询所在街道。

② 重残无业人员机构养护服务

（1）受理条件：具有本市户籍、持有残疾人证、经审核符合养护服务条件的重残无业人员。

（2）申请材料：申请人的身份证（或户口簿）、残疾人证、重残无业证明材料。

(3) 申请受理部门:户籍所在地街镇社区事务受理服务中心。

(4) 已获准养护服务的残疾人,持审批表到残联约定养护服务机构办理入住手续,并享受机构养护服务补贴。

(5) 特别说明:养护补贴直接转账至养护服务机构,养护费用不足部分由申请人自行承担,并按所在养护服务机构的规定要求缴纳。

❸ 重残无业人员生活困难补助

(1) 对象范围:具有本市城镇户籍,年满 16 周岁(含 16 周岁),持有残疾人证的一级、二级重度残疾人以及三级智力残疾人证,不能通过劳动获取经济收入、生活不能自理。

(2) 办理程序

① 申请受理:申请人向户籍所在地街道办事处或社区事务受理服务中心提交书面申请及相关材料。

② 审核确认:受理后 30 日内,相关部门对申请人的申请材料进行审核决定。

③ 资金发放:自审核确认之月起按月定期发放,原则上依托上海市民政资金内控监管平台通过银行等代理金融机构实行社会化发放,直接支付到申请人的银行卡账户。

八、在家中康复,可申请居家养护服务

如果家中有精神障碍残障人士,且符合一定条件,可以申请居家养护服务,减轻家中照料负担。

❶ 申请条件

(1) 具有本市户籍,持有残疾人证,有居家养护需求的以下人员均可自愿申请。

（2）未享受机构养护或日间照料（阳光之家、阳光心园）服务补贴的本市重残无业人员。

（3）原"7259帮老助残行动"对象（父母一方年龄为65岁以上、抚养残疾子女的"老养残"家庭、未享受养老服务补贴政策的孤残老人，具体政策口径由申请人户籍所在区残联负责解释）。

② 服务内容

由街道（乡镇）残联选配、落实服务人员，为经审批同意符合居家养护条件的残疾人提供每天1小时的居家养护服务，服务内容为料理家务和生活护理等。

③ 操作流程

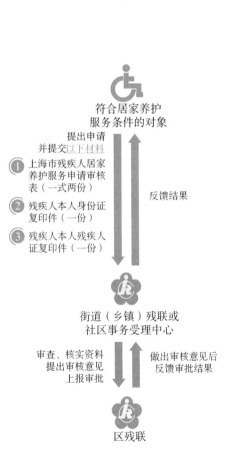

九、减轻出行负担，可申请残疾人交通补贴

训练师一直以来都在鼓励陆阿姨要多带儿子出来走走，接触一下社会。出门在外肯定要涉及交通工具，此时，一定要记得申领残疾人交通补贴哦！

残疾人交通补贴是一项涉及残疾人的基本民生政策，也是一项上海市特有的、面向残疾人的普惠性政策，新评残的残疾人，只要符合条件基本都会申请，申请率接近100%。

① 申请条件

本市户籍，65周岁以下（不含65周岁），持本市颁发的《中华人民共和国残疾人证》的残疾人。

② 申请方法

申请人身份证、户口簿和残疾人证原件和复印件至街镇社区事务受理服务中心办理。2022年上海市残联推出残疾人交通补贴"免申即享"服务。通过数据共享、大数据分析、人工智能辅助，精准匹配符合条件的残疾人，采用"一步式"地直接兑付，由信息系统按照业务规则计算筛选符合条件的补贴对象，由业务部门确认后，形成"免申即享"名单，直接纳入各区的日常发放工作，残疾人无需主动提出申请、填写申请表、提交材料。

③ 补贴发放

通过审定后，街镇于每季度首月的25日将补贴资金通过金融机构存入残疾人账户，每人每月45元。

十、需要就医时可选择的精神卫生医疗机构

为了给大家提供一些专业就诊信息,我们梳理了本市所有专科和设有心理精神科门诊的部分综合型医院,供大家在就诊时有更多选择空间。

上海市精神专科医院和心理精神门诊

序号	单位	地址	联系电话
	上海市、区精神卫生专科医疗机构		
1	上海市精神卫生中心	徐汇院区:宛平南路 600 号	021 - 64387250
		闵行院区:沪闵路 3210 号	021 - 64901737
2	徐汇区精神卫生中心	龙华西路 249 号	021 - 64560088
3	黄浦区精神卫生中心	瞿溪路 1162 号	021 - 53010724
4	长宁区精神卫生中心	协和路 299 号	021 - 22139500
5	静安区精神卫生中心	南院:康定路 834 号	021 - 62584019
		北院:平遥路 80 号	021 - 66510223
6	普陀区精神卫生中心	志丹路 211 号	021 - 56056582
7	虹口区精神卫生中心	同心路 159 号	021 - 56662531
8	杨浦区精神卫生中心	军工路 585 号	021 - 61173111
9	宝山区精神卫生中心	友谊支路 312 号	021 - 66782273
10	闵行区精神卫生中心	闸航路 2500 号	021 - 54840696
11	浦东新区精神卫生中心	三林路 165 号	021 - 68306699
12	浦东新区南汇精神卫生中心	惠南镇拱乐路 2759 号	021 - 68036139
13	松江区精神卫生中心	塔汇路 39 号	021 - 57846277
14	金山区精神卫生中心	金石南路 1949 号	021 - 57930999
15	青浦区精神卫生中心	练西公路 4865 号	021 - 59290160
16	嘉定区精神卫生中心	望安路 701 号	021 - 59936398

续　表

序号	单位	地址	联系电话
17	奉贤区精神卫生中心	奉炮公路 1180 弄 1 号	021 - 57120431
18	崇明区精神卫生中心	城桥镇三沙洪路 19 号	021 - 69611053
19	上海市民政第一精神卫生中心	中春路 9999 号	021 - 64201320
20	上海市民政第二精神卫生中心	浦东新区川周公路 2607 号	021 - 68139424
21	上海市民政第三精神卫生中心	闻喜路 590 号	021 - 66974610
上海市综合医院与儿童医院心理精神科门诊			
22	上海市第一人民医院:医学心理科	北院:海宁路 100 号 南院:新松江路 650 号	021 - 63240090
23	上海市第六人民医院:心理咨询门诊	宜山路 600 号	021 - 64369181
24	瑞金医院:心理科	瑞金二路 197 号	021 - 64370045
25	仁济医院:心理医学科	东方路 1630 号	021 - 58752345
26	新华医院:临床心理科	控江路 1665 号	021 - 65790000
27	华山医院:精神医学科	乌鲁木齐中路 12 号	021 - 52889999
28	中山医院:心理医学科	枫林路 180 号	021 - 64041990
29	上海同济医院:精神医学科	新村路 389 号	021 - 56051080
30	上海市第十人民医院:精神心理科	延长中路 301 号	021 - 66300588
31	上海长征医院:医学心理科	成都北路 480 号	021 - 81886734
32	上海市东方医院:临床心理科	本部:即墨路 150 号 南院:云台路 1800 号	021 - 38804518
33	复旦大学附属儿科医院:心理科	万源路 399 号	021 - 64931923
34	上海儿童医学中心:心理卫生门诊	东方路 1687 号	021 - 38626161
35	上海市儿童医院:心理科	北京西路 1400 弄 24 号	021 - 62474880

十一、想参加社区康复,可申请阳光心园机构服务

阳光心园是本市专门为病情稳定的精神障碍患者提供服务的社区日间康复机构。目前全市已有214家(每个街道都有设立),注册和非注册学员4000多人,康复内容主要包括:日间照料、娱乐康复、心理疏导、工疗作业、社会适应能力训练及家属康复指导等。

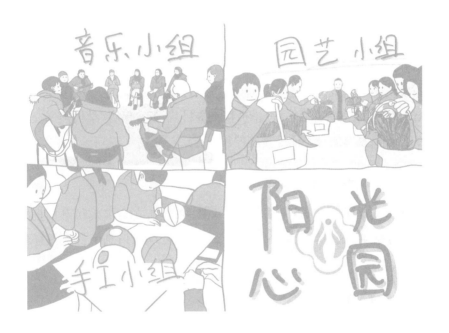

1　入园标准

(1) 具有本市户籍。

(2) 年龄在16~55周岁。

(3) 有需求的持证精神残疾人。

(4) 病情稳定,自愿服药,生活基本自理,家庭或监护人积极配合。

(5) 无传染病和严重躯体疾病等。

② **入园申请流程**

（1）提出申请：符合入园标准的精神障碍患者可向所在街镇阳光心园或街镇残联提出申请，填写"阳光心园服务申请审核表"。

（2）工作人员家访：阳光心园工作人员对学员进行家访，了解基本家庭情况及家庭成员对其支持状况。

（3）医生评估：医生接到入园通知后，5天内对学员进行入园评估，5个工作日内知评估结果。若不符合入园条件，需说明情况。

（4）安排体检：学员到指定医院进行体检，体检不合格向家属和学员说明情况，终止申请流程。体检合格者，由工作人员在7个工作日内通知家属和学员到阳光心园办理入园手续。

（5）观察适应：学员经过1～2周适应期，适应良好者，签订入园协议书，在上海市残联康复综合信息平台上注册登记报批；适应不良可推迟入园。

（6）填写"个案管理服务表（学员档案资料）"，备案保管（学员须递交残疾人证、身份证、家属的身份证等复印件）。

③ **离园申请流程**

由本人或家属提出离园请求，填写审核表；经所在街镇残联审核批准后办理离园手续，报区残联审批备案，在市残联康复综合信息平台上做好注销工作。

④ **康复费用**

学员在阳光心园接受常规康复服务均免费。

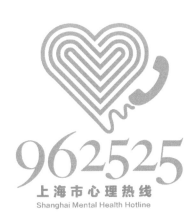

7 天 × 24 小时，我们一直在线

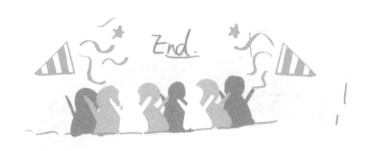